Amir Abbas Esmaeilzadeh
Hamed Saeidi

**Cancros**

Amir Abbas Esmaeilzadeh
Hamed Saeidi

# Cancros

ScienciaScripts

**Imprint**

Any brand names and product names mentioned in this book are subject to trademark, brand or patent protection and are trademarks or registered trademarks of their respective holders. The use of brand names, product names, common names, trade names, product descriptions etc. even without a particular marking in this work is in no way to be construed to mean that such names may be regarded as unrestricted in respect of trademark and brand protection legislation and could thus be used by anyone.

Cover image: www.ingimage.com

This book is a translation from the original published under ISBN 978-620-6-77198-2.

Publisher:
Sciencia Scripts
is a trademark of
Dodo Books Indian Ocean Ltd. and OmniScriptum S.R.L publishing group

120 High Road, East Finchley, London, N2 9ED, United Kingdom
Str. Armeneasca 28/1, office 1, Chisinau MD-2012, Republic of Moldova, Europe
Printed at: see last page
**ISBN: 978-620-7-62860-5**

# Cancros

Por

## Dr. Amir Abbas Esmaeilzadeh

*Médico, Salamat Yar Behesht Dayan, Dayan Biotech Co*


## Hamed Saeidi

*Departamento de Biologia, secção de Damghan, Universidade Islâmica Azad, Damghan, Irão*

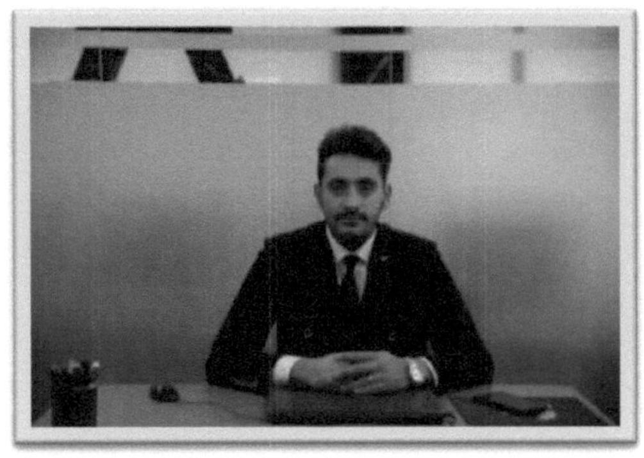

## Dr. Amir Abbas Esmaeilzadeh

*Médico, Salamat Yar Behesht Dayan, Dayan Biotech Co*

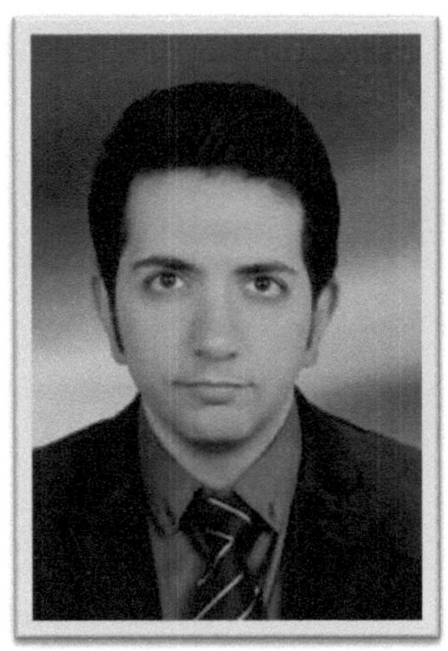

## Hamed Saeidi

*Departamento de Biologia, secção de Damghan, Universidade Islâmica Azad, Damghan, Irão*

**Dedicado aos Anjos Misericordiosos que:**

*O senhor dos mundos, que começou a guiar os seus servos com o ensinamento da pena.*

***Os meus pais***, *cuja presença é para mim uma coroa de honra e cujo nome é a razão da minha existência, porque estas duas existências, depois do Senhor, foram a fonte da minha existência, pegaram na minha mão e ensinaram-me a caminhar neste vale cheio de altos e baixos.*

# Conteúdo

# Capítulo I

## *Cancro maligno*

**Introdução**

O cancro maligno é uma neoplasia patológica que ocorre quando os mecanismos de divisão e crescimento celular são perturbados. Este cancro é caracterizado por um crescimento relativamente rápido, pela capacidade de germinar noutros órgãos e tecidos, bem como por metástases em todo o corpo. O cancro maligno pode reaparecer após a remoção. Este tumor pode perturbar o funcionamento do corpo, levar à fadiga e à morte. Os tumores malignos diferem consoante as células em que são formados:

- ✓ O carcinoma ou cancro é formado a partir de células do tecido epitelial.
- ✓ O melanoma é constituído por melanócitos.
- ✓ O sarcoma surge a partir das células do tecido conjuntivo, dos músculos e dos ossos.
- ✓ Leucemia, células estaminais da medula óssea estão envolvidas.
- ✓ Glioma, de células gliais.

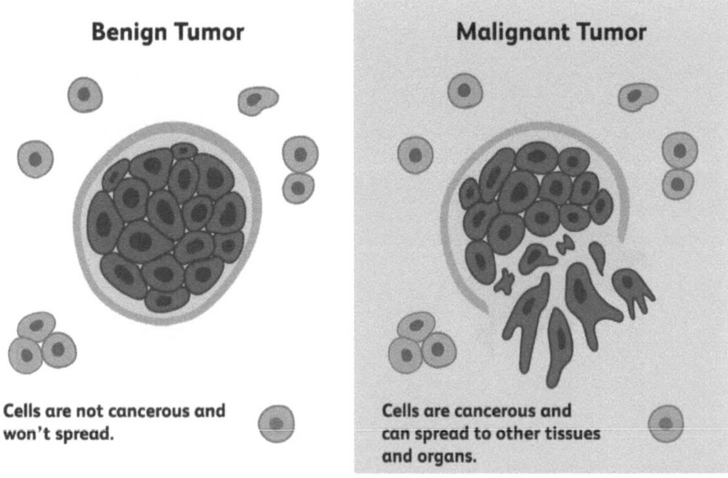


**Figura 1.** Tumores Malignos vs. Benignos

**Causas do cancro maligno**

As causas do cancro não são totalmente conhecidas. Em regra, são identificados os seguintes factores que conduzem à ocorrência de cancro maligno:

- ✓ Radiação, raios ultravioleta.
- ✓ Infeção viral.
- ✓ Envenenamento químico.
- ✓ Talento hereditário.
- ✓ Disfunção do sistema imunitário.
- ✓ Abuso de álcool, tabaco e drogas.

**Os principais sintomas do cancro maligno**

Na fase inicial do desenvolvimento do cancro, surgem sintomas de fraqueza geral. Fraqueza, perda de apetite, deterioração geral da saúde. Além disso, podem ser acrescentados os sintomas de um cancro maligno:

- ✓ Náuseas, vómitos.
- ✓ Perda de peso e apetite.
- ✓ Sensação de compressão dos órgãos internos.
- ✓ Sintomas dolorosos.
- ✓ Aumento da temperatura
- ✓ Anemia.
- ✓ Dor de cabeça.
- ✓ Hemorragia

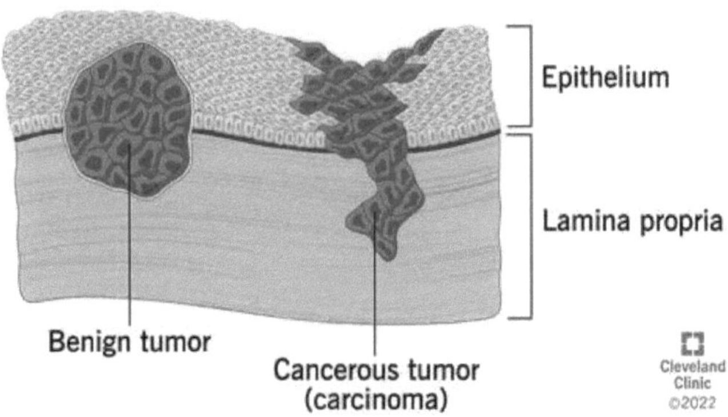



**Figura 2.** Neoplasia maligna

**Diagnóstico de cancro maligno**

Alguns destes biomarcadores podem ser significativamente mais úteis para monitorizar a resposta à terapêutica do que para diagnosticar um cancro maligno. A biópsia é quase sempre necessária para confirmar o diagnóstico e determinar a origem do tecido quando se suspeita de malignidade. A escolha do local da biópsia é geralmente determinada pela facilidade de acesso e pela invasividade do procedimento.

No caso de linfadenopatia, uma biopsia com agulha fina ou com agulha grossa pode determinar o tipo de cancro. A biópsia por agulha grossa ou a dissecção de gânglios linfáticos é recomendada para diagnosticar o linfoma. Porque a preservação da arquitetura nodal é importante para um diagnóstico histológico preciso. Em alguns casos, pode ser necessária uma biopsia aberta. Outras opções de biópsia incluem a broncoscopia ou mediastinoscopia para tumores pulmonares médios ou centrais facilmente acessíveis, biópsia hepática percutânea para envolvimento do fígado e biópsia guiada por TC ou ultra-sons de tumores pulmonares ou de tecidos moles.

O grau de malignidade é uma medida histológica que determina a agressividade do cancro e fornece informações importantes sobre o prognóstico. É determinado através do exame de amostras de tecido. Os dados relativos ao grau de malignidade baseiam-se no estudo das características visuais das células cancerígenas, incluindo o núcleo, o citoplasma e o nucléolo. A taxa de mitose e a prevalência de necrose são atualmente estabelecidas para muitas doenças oncológicas como escalas para determinar o grau de malignidade.

Os estudos moleculares, como a análise cromossómica, a hibridação in situ por fluorescência, o teste da reação em cadeia da polimerase (PCR) e a análise do antigénio de superfície celular podem determinar a origem das lesões metastáticas, especialmente com uma fonte primária desconhecida, e também ajudar na seleção do tratamento.

## O que é o cancro?

Esta doença é causada pelo crescimento anormal de algumas células normais do corpo. O cancro é designado por Cancer em inglês. Esta condição anormal pode ser transferida para outras partes do corpo. Normalmente, as células do corpo crescem e multiplicam-se através do processo de divisão celular. Entretanto, as células velhas ou danificadas morrem e estas novas células substituem-nas. Por vezes, este processo regular tem um problema e as células que não se deviam reproduzir começam a dividir-se. Estas células podem formar tumores. Os tumores são massas de tecido que podem ser malignas ou benignas. Os tumores malignos espalham-se para tecidos próximos e podem afetar diferentes partes do corpo. Na maioria dos cancros, formam-se tumores sólidos. Por exemplo, isto não acontece na leucemia e não se forma um tumor.

Os tumores benignos não se espalham para os tecidos próximos. Quando estes tipos de tumores são removidos, normalmente não voltam a crescer. Por vezes, os tumores crescem e danificam outros tecidos e órgãos. Neste caso, as células cancerosas são agressivas. Por este motivo, a cirurgia pode não ser eficaz nos casos malignos. Neste caso, o cancro metastizou.

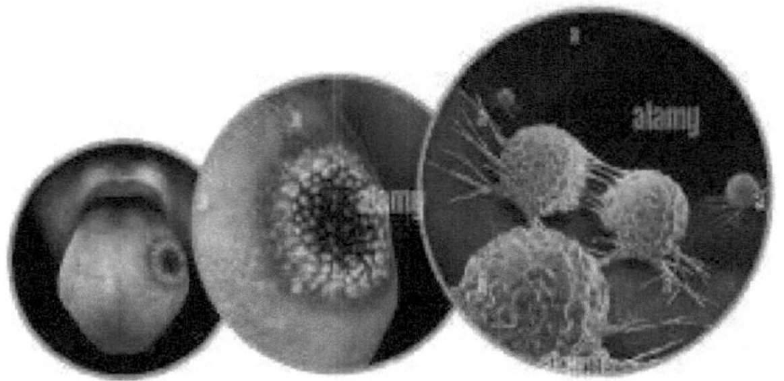

**Figura 3.** Estoque em alta resolução de cancro maligno

**Diferença entre células cancerosas e células normais**

As células cancerosas são diferentes das células normais em muitos aspectos. Incluindo:

- ❖ As células normais só começam a crescer e a dividir-se se receberem sinais de proliferação, mas as células cancerosas continuam a crescer na ausência desses sinais.
- ❖ As células cancerosas invadem diferentes partes do corpo e espalham-se noutras áreas, o que chamamos de metástases, mas as células normais param de crescer quando encontram outras células.
- ❖ O sistema imunitário do corpo destrói normalmente as células danificadas e anormais, mas as células cancerígenas escondem-se do sistema imunitário do corpo. Neste caso, o sistema imunitário do organismo é enganado, o que favorece o crescimento e a sobrevivência das células cancerígenas.

❖ Existem muitas alterações e mutações nos cromossomas das células cancerígenas. Estas alterações incluem a duplicação e a eliminação de partes do cromossoma. Algumas células cancerígenas têm o dobro dos cromossomas das células normais.

Em muitos casos, as células cancerígenas não conseguem sobreviver sem estes comportamentos anormais. Ao examinar estes comportamentos, os investigadores desenvolveram tratamentos. Estes tratamentos visam as propriedades anómalas das células cancerígenas.

## Como se desenvolve o cancro?

A causa do cancro é uma alteração nos genes. Estes genes controlam o funcionamento das células, nomeadamente o seu crescimento e divisão. As mutações genéticas perigosas são causadas por:

✓ Erros que ocorrem na divisão celular.

✓ Danos no ADN provocados por substâncias nocivas do ambiente, como os químicos do fumo do tabaco ou os raios ultravioleta do sol.

✓ Estas alterações genéticas são herdadas dos pais.

O organismo destrói normalmente as células com ADN danificado, mas a capacidade do organismo para o fazer diminui com a idade. Por este motivo, o risco de cancro aumenta com a idade.

## Factores de risco de cancro

Muitos factores contribuem para o cancro, incluindo a idade, o sexo, a raça, os factores ambientais, a alimentação e a genética. Diferentes tipos desta doença podem propagar-se em diferentes regiões do mundo. Por exemplo, o cancro do estômago é frequentemente observado no Japão. Mas é menos comum na América. A razão pode ser uma combinação de factores ambientais e genéticos. Qualquer coisa pode causar um crescimento anormal de células no corpo. Algumas destas causas ainda são desconhecidas, mas muitas dependem de factores naturais e do estilo de vida. Naturalmente, é muito difícil determinar a principal causa desta doença numa pessoa. Segue-se uma lista das principais causas desta doença:

**1- Exposição a compostos químicos ou tóxicos:** benzeno, amianto, níquel, tabaco ou fumo de cigarro, aflatoxina e cloreto de vinilo.

**2- Radiações ionizantes:** urânio, rádon, raios ultravioletas da luz solar, radiações alfa, beta e gama e fontes emissoras de raios X.

**3- Agentes patogénicos:** vírus do papiloma humano (HPV), vírus da hepatite, sarcoma de Kaposi, herpes e Helicobacter pylori.

**4- Genética:** Alguns cancros estão relacionados com os genes humanos, como o cancro da mama, do ovário, do cólon, da próstata, da pele e o melanoma.

**Quais são os sintomas do cancro?**

Os primeiros sintomas do cancro dependem do tipo de cancro, da sua localização e da disseminação das células cancerígenas. Por exemplo, o cancro da mama pode manifestar-se através de um nódulo na mama ou de um corrimento no mamilo. Alguns doentes não apresentam quaisquer sinais ou sintomas até que a doença progrida. A Associação Americana de Saúde apresentou alguns sintomas precoces desta doença, que são os seguintes

- ✓ Alteração dos hábitos intestinais ou da bexiga.
- ✓ Uma dor de garganta que não é tratada.
- ✓ Hemorragia ou corrimento invulgar.
- ✓ Espessamento ou nódulos na mama, nos testículos ou noutras zonas do corpo.
- ✓ Indigestão ou dificuldade em engolir.

✓ Uma mudança acentuada no tamanho, cor, forma ou espessura da verruga ou sinal.

✓ Tosse grave ou rouquidão.

✓ Perda de peso inexplicável ou perda de apetite.

✓ Um novo tipo de dor nos ossos ou noutras partes do corpo que pode agravar-se progressivamente.

✓ Fadiga persistente, náuseas ou vómitos.

✓ Febres inexplicáveis.

✓ Infecções recorrentes que não desaparecem com os tratamentos convencionais.

**Formas de diagnosticar o cancro**

Alguns cancros são detectados durante os exames de rastreio de rotina. Estes exames são recomendados em determinadas idades e podem ser detectados nas fases iniciais se o rastreio for efectuado regularmente. Muitos cancros são diagnosticados quando uma pessoa vai ao médico com determinados sintomas. Esta doença tem muitos tipos diferentes, apesar de lhes darmos o mesmo título, mas cada um deles é uma doença muito diferente. Por conseguinte, o método de deteção difere em grande medida e não existe uma regra geral neste caso. Depois de receber o relatório histológico, a determinação do estádio (taxa de prevalência) ajuda a prescrever o tratamento e a influenciar o prognóstico. Isto inclui a realização de uma história clínica, exame físico, estudos imagiológicos, análises laboratoriais e biopsia da medula óssea, dos gânglios linfáticos ou de outros locais suspeitos. O estadiamento de neoplasias específicas é descrito em discussões dedicadas ao órgão em causa.

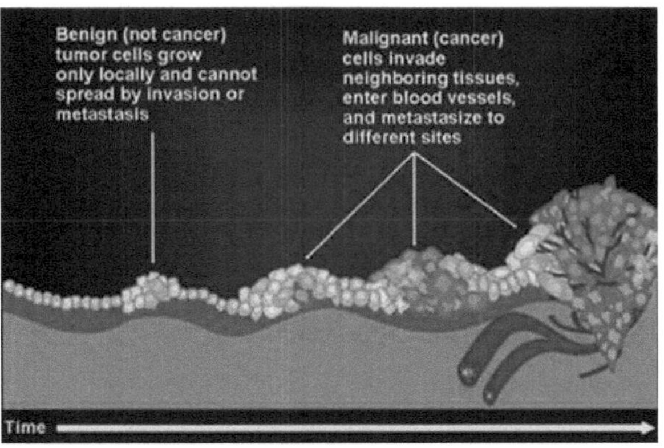


**Figura 4.** Compreender o cancro

## Métodos de rastreio do cancro maligno

As técnicas de imagiologia, especialmente a TAC, a PET e a RMN, podem detetar metástases no cérebro, nos pulmões ou na cavidade abdominal, incluindo as glândulas supra-renais, os gânglios linfáticos retroperitoneais, o fígado e o baço. A RM com contraste de gadolínio é o método de escolha para o diagnóstico e avaliação do cancro cerebral maligno, tanto primário como metastático. As PET são cada vez mais utilizadas para determinar a atividade metabólica de gânglios linfáticos suspeitos, gânglios pulmonares ou outros tecidos para o rastreio do cancro. A PET-CT integrada pode também ser útil, nomeadamente nos cancros do pulmão, cabeça e pescoço, mama e linfoma. Os ultra-sons podem ser utilizados para examinar tumores da mama, ovários, órbitas, tiroide, coração, pericárdio, fígado, pâncreas, rins, testículos e retroperitoneais, podem orientar biópsias percutâneas e distinguir cancro maligno sólido de quistos. distinguir de líquido.

## Métodos laboratoriais para o diagnóstico do cancro maligno

As análises químicas do sangue e os níveis de enzimas podem ajudar no estadiamento. Um aumento do nível das enzimas hepáticas e da concentração de bilirrubina indica metástases hepáticas. O aumento dos níveis séricos de fosfatase alcalina e de cálcio pode ser o primeiro sinal de metástases ósseas. Níveis elevados de azoto ureico ou de creatinina no sangue podem indicar cancro maligno do rim, do sistema coletor renal ou da bexiga. Os níveis de ácido úrico aumentam frequentemente em cancros de crescimento rápido e em doenças mieloproliferativas e linfoproliferativas. No entanto, a maioria das pessoas com níveis elevados de ácido úrico não desenvolve cancro.

**Métodos invasivos do cancro maligno**

A mediastinoscopia é especialmente importante para determinar o estádio do cancro do pulmão de células não pequenas. Se for diagnosticado o envolvimento dos gânglios linfáticos mediastínicos, os doentes podem beneficiar de quimioterapia ou radioterapia pré-operatórias. A aspiração e a biopsia da medula óssea são particularmente úteis para diagnosticar cancros malignos do sangue, linfoma de células plasmáticas e mieloma, bem como metástases de cancro do pulmão de pequenas células, tumores da mama e da próstata. A biopsia da medula óssea pode ser informativa em doentes com doenças do sangue de etiologia desconhecida. A biopsia do gânglio linfático regional sentinela faz parte da avaliação de muitos tipos de cancro maligno, como os cancros da mama, da tiroide, do estômago, do pulmão e do cólon, bem como o melanoma.

A remoção dos gânglios linfáticos sentinela, caracterizada pela captação de contraste ou de material radioativo injetado no cancro, permite uma intervenção mínima, ao mesmo tempo que fornece testes informativos dos gânglios linfáticos em doentes com estes tipos de cancro. O cancro maligno é um grupo de doenças que pode afetar qualquer parte do corpo humano devido à formação patológica e à proliferação de células anormais. O processo de disseminação desses tecidos pelos órgãos é designado por metástases.

## Tratamento cirúrgico do cancro maligno

Existem diferentes tipos de cirurgia oncológica para o cancro maligno, cuja utilização depende do tamanho do tumor e da extensão da lesão dos órgãos causada pela doença:

**1- Fotodinâmica:** Neste caso, é utilizada uma substância especial que é injectada no tecido danificado. Depois, a zona do corpo é exposta a uma radiação luminosa e, como resultado, o cancro maligno é destruído.

**2- Laser:** O laser é utilizado para remover o tumor.

Cirurgia do cancro maligno

Laparoscopia: com uma incisão mínima, adequada para pequenos cancros malignos. Durante o tratamento cirúrgico, é retirada uma parte do cancro maligno, metástases ou todo o tumor. Se a área danificada for grande, pode ser removido todo o membro, que é posteriormente substituído por uma prótese ou implante.

## Quimioterapia do cancro maligno

O tratamento do cancro com quimioterapia para cancro maligno chega ao corpo do doente de diferentes formas: comprimidos, injecções, cápsulas. Com este método, as células tumorais são destruídas por substâncias químicas. Este método é utilizado para os seguintes fins:

- ✓ Para melhorar a eficácia de outros métodos de tratamento.
- ✓ Para reduzir o tamanho do tumor antes da radioterapia ou da cirurgia.
- ✓ Para remover as partes malignas remanescentes após outro tipo de tratamento.
- ✓ Para aliviar a dor.

✓ Para evitar a recorrência do tumor.

**Radioterapia para cancro maligno**

Este método de tratamento pode ser utilizado antes, durante e após a cirurgia. No primeiro caso, é utilizado para reduzir o tamanho do cancro maligno, no segundo caso, para evitar a radiação da pele e, no terceiro caso, para destruir as células cancerígenas restantes. A radioterapia é também utilizada para aliviar a dor. Existem duas formas de utilizar este tratamento:

**1- Externo:** Neste caso, o dispositivo de libertação está localizado fora do corpo do doente.

**2- Interno:** com este método, a fonte de radiação (cápsula, fita ou líquido) é injectada diretamente no corpo do paciente.

A radioterapia também pode ser utilizada como um método adicional para melhorar a eficácia do tratamento do cancro.

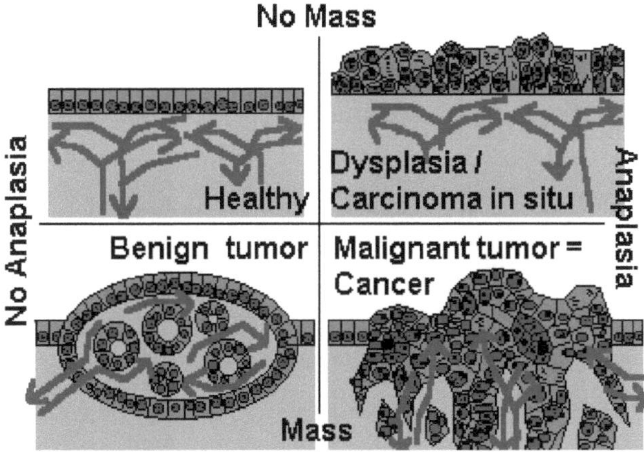


**Figura 5.** Tumores benignos e malignos

**Terapia hormonal para cancro maligno**

Se for diagnosticado cancro, o tratamento também pode ser hormonal. Normalmente, este método é utilizado se a doença afetar órgãos como a glândula mamária nas mulheres e a próstata nos homens. Este tratamento é utilizado em conjunto com outros métodos e tem por objetivo suprimir e normalizar a produção de hormonas que afectam o crescimento do tumor.

**Imunoterapia do cancro maligno**

Quando diagnosticado com cancro maligno, o tratamento com imunoterapia não só permite a identificação das células cancerígenas, como também obriga o organismo a combater a patologia por si próprio. Este tratamento é mais eficaz nas fases iniciais da doença.

**Tratamento orientado do cancro maligno**

A investigação moderna demonstrou a possibilidade de utilizar, no tratamento do cancro, medicamentos específicos direccionados que afectam as moléculas responsáveis pelo crescimento e pela função do cancro maligno. Estes medicamentos afectam as células malignas da seguinte forma:

- ✓ Torna-os sensíveis à radioterapia e à quimioterapia.
- ✓ Bloqueiam os sinais necessários para o crescimento e a divisão das células tumorais.
- ✓ Provoca a morte natural das células cancerígenas.
- ✓ Actuam como terapia hormonal e imunoterapia.

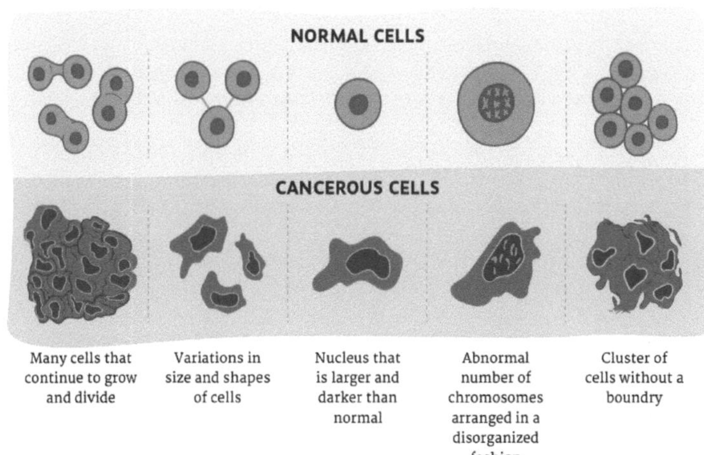



**Figura 6.** Células cancerosas vs. células normais:

# Capítulo II

*Cancro das vias biliares e da vesícula biliar, nasal, vulvar e das glândulas supra-renais*

**O que é o cancro das vias biliares?**

O cancro das vias biliares e da vesícula biliar são tipos de cancro relativamente raros. O cancro da via biliar é um tumor maligno que se desenvolve na vesícula biliar. Tem origem na membrana mucosa da vesícula biliar e está localizado perto do fígado e dos intestinos. A vesícula biliar surge da saliência do ducto biliar e tem o aspeto de um pequeno saco. Armazena a bílis produzida pelo fígado.

A bílis entra no duodeno através do ducto biliar, onde ajuda a digerir a gordura. O cancro da vesícula biliar é também conhecido clinicamente como carcinoma da vesícula biliar, mas no cancro das vias biliares, o tumor maligno tem origem nas células das vias biliares. Este tipo de cancro é medicamente conhecido como carcinoma das vias biliares, colangiocarcinoma ou carcinoma koniocelular. Uma forma especial de cancro das vias biliares é o chamado tumor de Klatskin. Forma-se no ponto de encontro dos dois canais biliares que saem do fígado.

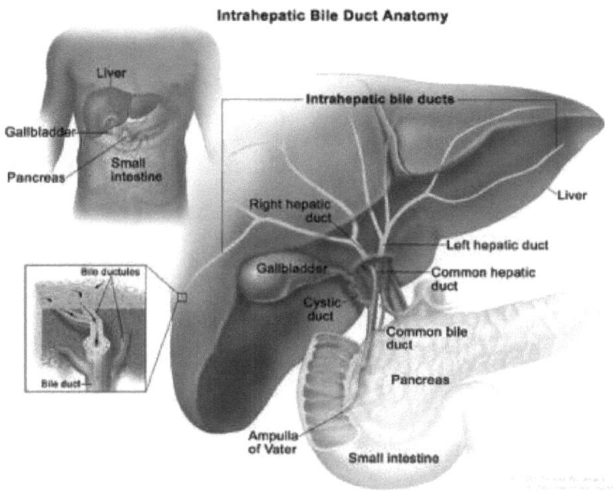


**Figura 7.** O que é o cancro das vias biliares (colangiocarcinoma)?

**Quais são os sintomas do cancro das vias biliares?**

Normalmente, o cancro da vesícula biliar e o cancro das vias biliares não provocam quaisquer sintomas no início. Por isso, muitas pessoas não se apercebem do perigo iminente causado por estes órgãos. Mais tarde, os sintomas tornam-se tão vagos que podem indicar muitas outras doenças. Normalmente, os médicos só descobrem os tumores na vesícula biliar ou nas vias biliares quando estes já estão muito avançados. Muitas vezes, o primeiro sintoma é que a bílis já não consegue entrar no duodeno devido ao tumor e acumula-se no fígado. Estes são os sinais de alerta da estase biliar:

- ✓ A cor da urina torna-se escura.
- ✓ Icterícia da pele e da conjuntiva dos olhos.
- ✓ As fezes mudam de cor.
- ✓ A pele tem frequentemente muita comichão.
- ✓ Dor abdominal, geralmente na parte superior do abdómen.
- ✓ Perda de apetite e perda de peso.
- ✓ Náuseas e vómitos.

Se sentir estes sintomas, consulte sempre o seu médico imediatamente. Os sintomas podem indicar cancro das vias biliares, mas não é obrigatório. Também ocorrem noutras doenças benignas do trato biliar, como os cálculos biliares ou a hepatite. No entanto, quanto mais cedo se detetar o cancro, mais fácil será o seu tratamento e melhores serão as hipóteses de recuperação.


**Diagnóstico do cancro das vias biliares**

Se houver suspeita de cancro das vias biliares, o médico deve começar por perguntar sobre doenças e sintomas anteriores. Em seguida, toca-se de preferência na parte superior direita do abdómen do doente. As alterações nos níveis sanguíneos também podem ser indícios de uma doença e, por exemplo, indicar uma acumulação de bílis. Normalmente, os médicos efectuam os seguintes exames:

- ✓ Exame ultrassonográfico do fígado e das vias biliares.
- ✓ Ressonância magnética (MRI) ou tomografia computorizada (CT).
- ✓ Visualização endoscópica dos canais biliares.
- ✓ Amostragem de tecidos (biopsia).

**Diagnóstico do cancro das vias biliares por biopsia**

Uma amostra de tecido (biopsia) é importante para confirmar a suspeita de cancro. Muitas vezes, o médico pode efetuar uma biópsia no âmbito de um exame endoscópico. Este procedimento pode ser efectuado em regime de ambulatório. Os médicos chegam às vias biliares utilizando um tubo fino e flexível (endoscópio). Este é introduzido através da boca na abertura comum dos canais biliares e pancreáticos no duodeno. Em seguida, é injetado material de contraste nas vias biliares, que é mostrado através de raios X.

O termo técnico para esta colangiopancreatografia retrógrada endoscópica é CPRE. O médico pode então utilizar um endoscópio para remover o tecido. Por vezes, não é possível efetuar uma biopsia endoscópica. A amostra de tecido pode então ser recolhida através de uma punção externa ou por laparoscopia. Normalmente, os médicos não efectuam uma biopsia se o tumor puder ser completamente removido por cirurgia. É o que acontece, por exemplo, no caso do cancro da vesícula biliar, em que a vesícula biliar foi removida devido a cálculos biliares.

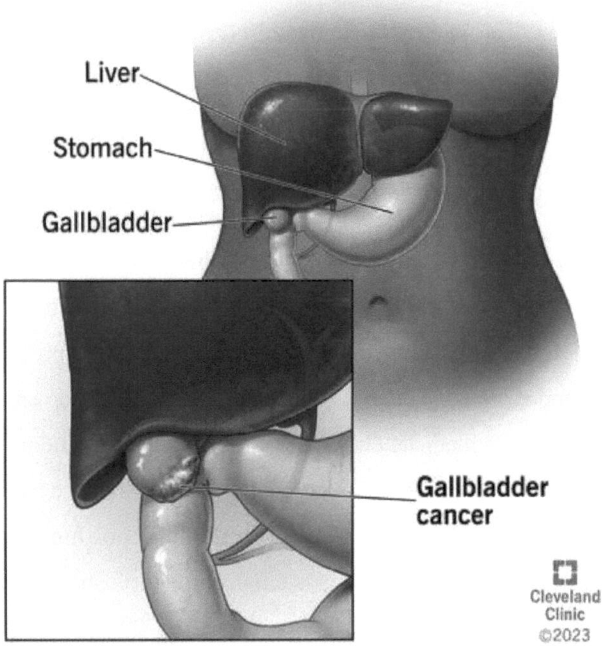



**Figura 8.** Cancro da vesícula biliar: Sintomas, tratamento e prognóstico

**Tratamento cirúrgico do cancro das vias biliares**

*1- Cancro das vias biliares:* a extensão da operação depende da localização exacta do tumor. No caso do cancro das vias biliares, a operação pode ser muito diferente. Em particular, o fígado, o pâncreas e o duodeno são adjacentes entre si. Por conseguinte, os procedimentos cirúrgicos são frequentemente muito extensos. Se o cancro se desenvolver no fígado, o cirurgião tem normalmente de remover também partes do fígado. No caso do cancro das vias biliares fora do fígado, os cirurgiões removem frequentemente partes do fígado ou do pâncreas, para além dos gânglios linfáticos próximos.

**2- *Cancro da vesícula biliar:*** Se o cancro estiver na fase inicial, os médicos removem sempre toda a vesícula biliar. Se o tumor for muito pequeno, isso pode ser suficiente. No entanto, é frequente os cirurgiões terem de remover outros órgãos, como os gânglios linfáticos próximos, partes do fígado ou os canais biliares extra-hepáticos. O que fazer se o cancro da vesícula biliar for descoberto acidentalmente? Cerca de dois terços dos cancros da vesícula biliar são descobertos acidentalmente após a remoção da vesícula biliar devido a outra doença. O que acontece a seguir depende, nomeadamente, do tamanho do tumor:

É suficiente remover a vesícula biliar apenas nas fases iniciais. Por exemplo, isto aplica-se a tumores que ainda estão confinados à membrana mucosa da vesícula biliar. Se a localização do tumor primário na vesícula biliar for desfavorável, ou se o tumor já for maior, os especialistas recomendam uma segunda operação dentro de 2 a 4 semanas.


**O que deve ser feito se a bílis se acumular no cancro do ducto biliar?**

Muitos doentes com cancro das vias biliares ou cancro da vesícula biliar são especificamente afectados pela obstrução das vias biliares. Quando há estase da bílis, os componentes da bílis entram no sangue e acumulam-se no organismo. As vias biliares podem ficar inflamadas, o que pode levar a uma sensação de mal-estar com febre ou mesmo a uma sépsis, vulgarmente conhecida como envenenamento do sangue. Por este motivo, é importante tratar a estase biliar em todas as fases. Os sintomas de obstrução das vias biliares podem incluir os seguintes:

- ✓ Icterícia
- ✓ Comichão intensa na pele.
- ✓ Urina castanho-amarelada e fezes descoloridas.

✓ Dor abdominal e febre como sintomas de inflamação das vias biliares.

Existem várias formas de manter os canais biliares abertos. Os médicos podem inserir stents nos canais biliares durante um exame endoscópico. Um stent é um tubo fino de plástico ou metal que é colocado no ducto biliar danificado e o mantém aberto. Se isto não for possível, a bílis pode ser drenada através de um tubo para o estômago ou duodeno, ou os médicos fazem uma punção na pele (punção) do ducto biliar bloqueado a partir do exterior e drenam a bílis através de um tubo fino. Esvaziam o saco.

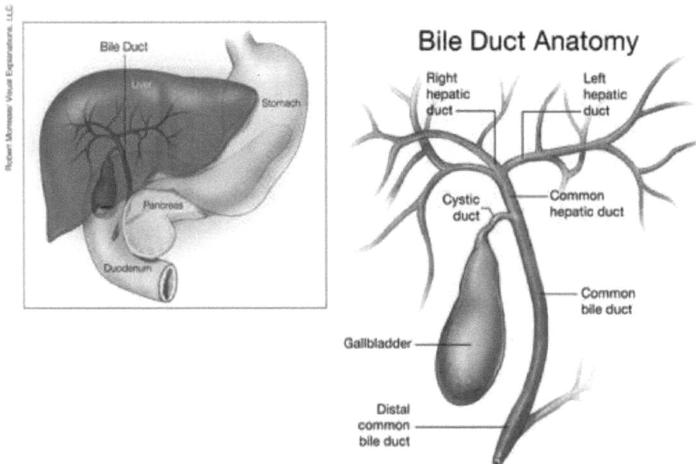


**Figura 9.** Cancro das vias biliares (colangiocarcinoma)

**O que é o cancro nasal e quais são os seus sintomas?**

Os cancros malignos do nariz são raros e representam um por cento de todos os cancros do mundo. Na região da cabeça e do pescoço, representam cerca de doze por cento de todas as neoplasias malignas. Os homens costumam ter este tipo de cancro duas vezes mais do que as mulheres. A maioria das pessoas com mais de 50 anos de idade sofre de cancro nasal.

A maioria destes são os chamados carcinomas de células escamosas. Desenvolvem-se na membrana mucosa que reveste o interior do nariz e dos seios nasais. Os primeiros sintomas do cancro nasal, do cancro dos seios paranasais ou do cancro da nasofaringe são semelhantes aos de uma constipação ou gripe. Os primeiros sintomas de congestão nasal afectam geralmente um lado do nariz e o sentido do olfato diminui.

Muitas vezes, a quantidade de muco que sai do nariz ou da garganta aumenta e os narizes afectados começam a sangrar mais. Os primeiros sintomas de cancro nasal ou cancro nos seios paranasais são:

- ✓ Congestão nasal
- ✓ Hemorragia nasal.
- ✓ Diminuição do olfato.
- ✓ Formação de muco

Se o cancro no nariz estiver mais avançado do que antes, os seus sintomas aparecem. As pessoas afectadas sentem dores no rosto, especialmente na zona acima da bochecha, e gânglios linfáticos inchados no pescoço.

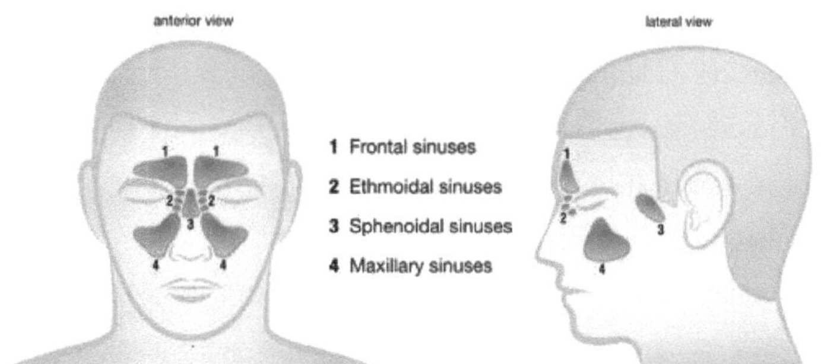


**Figura 10.** Cancro do nariz (cancro dos seios paranasais e da cavidade nasal)

Além disso, a visão pode diminuir, ou os doentes podem ver a dobrar, os olhos podem lacrimejar, os doentes podem sentir pressão ou dor num ouvido, ou sentir um caroço a crescer. Sintomas em fases mais avançadas do cancro nasal, cancro dos seios paranasais ou da nasofaringe:

- ✓ Dor facial
- ✓ Gânglios linfáticos inchados no pescoço.
- ✓ Problemas de visão ou olhos lacrimejantes.
- ✓ Dor ou pressão no ouvido.

**O que é o cancro nasal?**

Na Europa, o cancro nasal, um tumor maligno do nariz, dos seios paranasais ou da nasofaringe, é um cancro raro, mas na Ásia é mais comum. A maioria dos tumores que crescem no nariz são benignos. O cancro nasal, que se localiza principalmente no interior do nariz, cresce no nariz e na faringe, é geralmente um tumor maligno .

Para os médicos, o cancro nasal está incluído na categoria de tumores da cabeça e do pescoço, que inclui todos os tipos de cancro nesta área do corpo. refere-se a:

- ✓ Cancro da cavidade oral (lábios, pavimento da boca, glândulas salivares).
- ✓ Tumores da garganta (carcinoma da faringe).
- ✓ Tumores da laringe (carcinoma da laringe).
- ✓ Tumores nasais (também designados por cancro da nasofaringe, depois os médicos falam de carcinoma da nasofaringe).
- ✓ Tumores dos seios paranasais.
- ✓ Tumores externos do pescoço (especialmente da tiroide).

Os tumores malignos que afectam o nariz ou os seios paranasais são normalmente designados por adenocarcinomas.

Trata-se de tumores que crescem a partir de tecido glandular. Não existem estatísticas precisas sobre a frequência do cancro nasal no Irão. Estima-se que 50 em cada 100.000 pessoas neste país têm cancro da cabeça e do pescoço todos os anos. Nos últimos anos, em média, menos de 1 em cada 100.000 pessoas foi diagnosticada com cancro da nasofaringe. Estatisticamente, o cancro nasal é muito raro. O cancro da mama é o tipo de cancro mais comum nas mulheres, afectando aproximadamente 136 em cada 100.000 mulheres por ano. Todos os anos, 145 em cada 100.000 homens são diagnosticados com cancro da próstata, o tipo de cancro mais comum nos homens.

## Qual é a probabilidade de cura do cancro do nariz?

Quanto mais cedo os médicos detectarem o cancro nasal, melhor será o prognóstico para o doente. As estatísticas iranianas mostram que o cancro do nariz e dos seios paranasais tem uma taxa de sobrevivência de cinco anos de 65% quando os médicos diagnosticam o cancro na sua fase inicial. Se já estiver na fase final, a probabilidade desce para 35%. A probabilidade de contrair cancro da nasofaringe é de 70% se for diagnosticado precocemente e de 40% se for diagnosticado tardiamente.

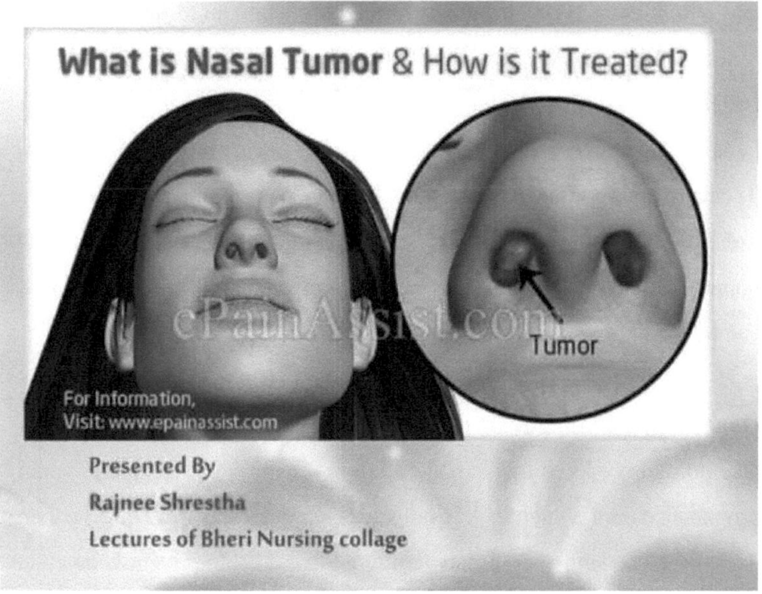


**Figura 11.** Tumores nasais

Num estudo europeu de 2012, os investigadores analisaram a probabilidade de sobrevivência a cinco anos de vários tumores da cabeça e do pescoço. Para o cancro do nariz e dos seios paranasais, esta taxa era de cerca de 50% na Europa Central e de cerca de 55% para o cancro da nasofaringe. A idade da maioria das pessoas também teve um grande impacto nas hipóteses de tratamento do cancro nasal. Para as pessoas com menos de 24 anos, a probabilidade de sobrevivência a cinco anos do cancro da nasofaringe era superior a 80%, e para as pessoas com mais de 65 anos, era de cerca de 33%.

**A causa do cancro nasal**

Não há forma de saber com exatidão como se desenvolve o cancro nasal. No entanto, os médicos descobriram agora alguns factores de risco que podem contribuir para o seu desenvolvimento. Por exemplo, a inalação de pó de madeira pode provocar o desenvolvimento de tumores no nariz. É por esta razão que os carpinteiros aumentam o risco de doença. Os genes também desempenham um papel especial. O cancro nasal ocorre mais frequentemente em pessoas cuja família tem um parente de primeiro grau que também teve cancro nasal. Além disso, parece que alguns vírus também causam cancro nasal. Estes incluem o vírus Epstein-Barr e o papilomavírus humano (HPV). O tabagismo e o consumo excessivo de álcool são também factores de risco comuns associados ao cancro nasal.

**Diagnóstico do cancro nasal**

A primeira coisa a fazer é contactar o médico de família. Durante a discussão sobre os sintomas existentes e o exame inicial do nariz e da garganta, ele determina se suspeita ou não de cancro nasal. Neste caso, o médico encaminha a família do doente para um especialista. Em seguida, o médico efectua uma série de exames. Verifica se se trata realmente de um tumor ou não. Utilizando técnicas de imagem como a tomografia computorizada (TC) ou a ressonância magnética (RM), o médico pode ver exatamente onde um potencial tumor está a crescer e até onde se espalhou. Talvez o exame mais importante no diagnóstico seja a biópsia seguinte. O médico retira um pedaço de tecido para ser examinado. Um patologista analisa então a amostra e determina exatamente de que tecido se trata. O patologista determina se se trata efetivamente de um tumor e se é maligno.

**Tratamento do cancro nasal**

O tratamento do cancro nasal depende, em última análise, da localização do tumor, do tipo de tumor e do grau de progressão do cancro. Se o tumor estiver localizado no nariz, pode ser removido cirurgicamente. No caso dos tumores da nasofaringe, é mais difícil e, por vezes, a cirurgia não é possível. Dependendo dos resultados, o médico pode também efetuar radioterapia. Em alguns casos, esta radioterapia pode encolher o tumor e facilitar a sua remoção durante a cirurgia. Dependendo do caso, os médicos recomendam por vezes que os doentes façam quimioterapia para além da radioterapia.

## O que é o cancro da vulva e como é diagnosticado?

O cancro pode estar presente em todo o corpo. O cancro vulvar ocorre quando as células vulvares crescem de forma descontrolada e ultrapassam o número de células normais. Normalmente, não desempenha funções corporais normais. As células cancerosas podem espalhar-se para outras partes do corpo. As células cancerosas vulvares podem invadir a bexiga e crescer. Quando as células cancerosas têm este comportamento, chama-se metástase. O cancro tem sempre o nome da sua origem. Assim, quando o cancro da vulva se espalha para a bexiga. Também se chama cancro do colo do útero. Não se chama cancro da bexiga a não ser que comece nas células da bexiga.

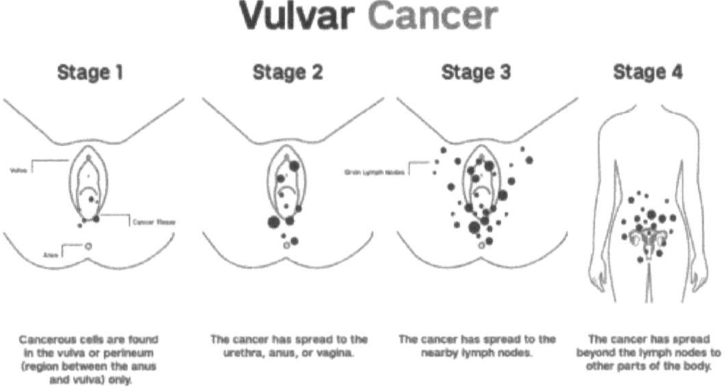


**Figura 12.** Cancro da vulva

**A vulva é a parte externa do órgão genital feminino:**

❖ Existem 2 pregas cutâneas no exterior.

❖ As pregas exteriores são designadas por grandes lábios.

❖ As pregas interiores da vulva são designadas por pequenos lábios.

❖ As pregas cobrem e protegem a abertura da vagina e da uretra.

❖ As pregas internas da vulva formam uma ponta chamada pele da ponta do clítoris. Sob a pele encontra-se uma parte da vulva do clítoris. É a parte sensível do tecido do corpo.

❖ A vulva é a parte da vulva que se situa abaixo da prega interna onde se encontram. O períneo é o local, entre o ânus e o ânus, onde as fezes deixam o corpo.

**Tipos de cancro da vulva**

Existem alguns tipos de cancro da vulva. O tipo mais comum é o chamado carcinoma de células escamosas. Este tipo de cancro começa nas células da superfície da vulva. Determinar o tipo de célula que prolifera neste cancro ajuda o médico a prescrever o tratamento mais eficaz. Alguns dos tipos mais comuns de cancro da vulva são os seguintes Carcinoma de células escamosas da vulva, este tipo de cancro multiplica-se nas células finas e lisas que cobrem a superfície da vulva. O cancro da vulva é geralmente um carcinoma de células escamosas. Melanoma da vulva Este tipo de cancro multiplica-se nas células produtoras de pigmento da pele da vulva.

**Sintomas do cancro da vulva**

Se tiver sintomas persistentes de cancro da vulva que sejam motivo de preocupação, deve consultar o seu médico ou ginecologista. Esta doença geralmente não apresenta muitos sintomas no início. O cancro vulvar e outras doenças relacionadas causam por vezes estes sinais e sintomas, pelo que a doente deve consultar um médico se tiver algum dos seguintes sinais e sintomas:

- ✓ Comichão que não desaparece.
- ✓ Dor e sensibilidade.
- ✓ Hemorragia que não é causada pela menstruação.
- ✓ Alterações da pele, como descoloração ou espessamento.
- ✓ Um caroço, uma protuberância semelhante a uma verruga ou uma ferida aberta.

**Causas do cancro da vulva nas mulheres**

O cancro vulvar não tem uma causa específica e precisa e pode ser diferente de pessoa para pessoa. De um modo geral, os médicos sabem que o cancro começa quando há uma proliferação excessiva de células do corpo nessa parte do corpo, o que por vezes ocorre no ADN das pessoas. O ADN contém as instruções que dizem à célula o que fazer. As células e os produtos da divisão continuam a viver quando outras células normais morrem. As células acumuladas formam o cancro da vulva, que pode ser canceroso e invadir os tecidos vizinhos e espalhar-se para outras partes do corpo.

**Diagnóstico do cancro vulvar**

Alguns sintomas do cancro vulvar incluem alterações da pele em parte da vulva, um novo nódulo, pele espessa ou áspera, comichão, ardor, feridas e sangramento, manchas ou novo corrimento vaginal. Faz parte do diagnóstico do cancro da vulva. Testes que podem ser efectuados. Se tiver sintomas de cancro vulvar, deve fazer mais exames. Os seguintes exames são alguns dos que podem ser necessários:

**1- Biópsia:** Neste método, o médico retira uma pequena quantidade de tecido da vulva para testar a presença de células cancerígenas, que é a única forma de diagnosticar definitivamente o cancro da vulva.

**2- Exame pélvico sob anestesia:** neste método, é normalmente utilizada anestesia medicamentosa. Enquanto o médico examina a vulva e procura sinais de propagação do cancro.

**3- Ressonância magnética:** Este exame de ressonância magnética utiliza ondas de rádio e ímanes fortes em vez de raios X para produzir imagens precisas. Este exame pode ser utilizado para detetar a propagação do cancro.

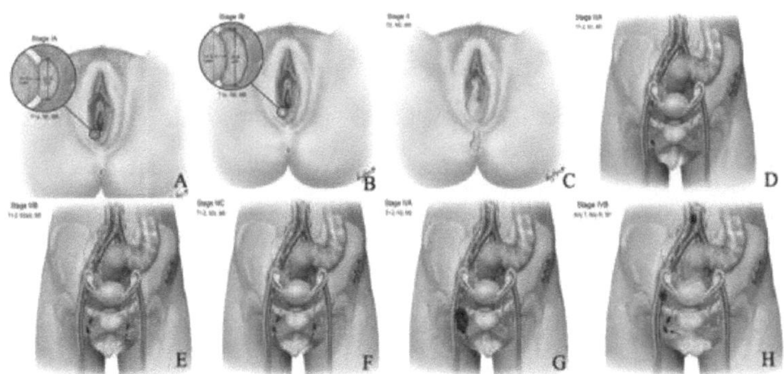

**Figura 13.** Cancro vulvar: Sistema de estadiamento FIGO revisto de 2021 e o papel da imagiologia

**Tratamento do cancro da vulva**

O tratamento do cancro vulvar depende normalmente do estádio do cancro. A cirurgia é o principal tratamento para a maioria das mulheres. São utilizados outros tratamentos como a quimioterapia e a radioterapia. O melhor plano de tratamento para si depende dos seguintes factores:

- ✓ Tipo de cancro vulvar.
- ✓ Estádio do cancro.
- ✓ Idade.

✓ Cirurgia para o cancro da vulva.

✓ Quimioterapia.

✓ Radioterapia.

## Cirurgia a laser

Este método de tratamento utiliza um laser para queimar as células cancerígenas. Pode ser utilizado para cancros em fase zero.

## Cirurgia de vulvectomia para o cancro da vulva

Para esta cirurgia do cancro da vulva, é removida parte ou a totalidade da vulva. Para uma vulvectomia simples, a vulva é removida. A vulvectomia radical remove parte ou a totalidade da vulva e alguns dos tecidos profundos subjacentes. Muitas vezes, é removida uma grande quantidade de pele. Para cobrir a ferida, a pele tem de ser removida de outra parte do corpo. Esta cirurgia é designada por enxerto de pele. Se o cancro da vulva se tiver espalhado, podem ser necessárias cirurgias adicionais para remover os gânglios linfáticos próximos e outros tecidos para verificar se contêm células cancerígenas.

Radioterapia para o cancro da vulva

Para tratar o cancro vulvar com radiação, utilizam-se raios de alta energia (como os raios X) para destruir as células cancerígenas. Este tratamento pode muitas vezes ser combinado com quimioterapia para ajudar a diminuir o tumor. Desta forma, é mais fácil removê-lo através de cirurgia. Também pode ser utilizado isoladamente para tratar os gânglios linfáticos próximos. A radiação do dispositivo fora do corpo é dirigida para a vulva ou para os gânglios linfáticos, o que também é designado por radiação externa.

## Quimioterapia do cancro vulvar

A quimioterapia do cancro do colo do útero é utilizada para combater esta doença através de medicamentos químicos. É geralmente efectuada por injeção intravenosa. Estes medicamentos entram no sangue e atingem todo o corpo. A quimioterapia pode ser administrada juntamente com radiação para ajudar a diminuir o tumor. Assim, é mais fácil removê-lo através de cirurgia. Também pode ser utilizada isoladamente para tratar o cancro vulvar avançado. A quimioterapia é feita periodicamente ou numa série de tratamentos. Cada série de tratamentos é seguida de um período de descanso. Na maioria dos casos, a quimioterapia envolve dois ou mais medicamentos e o tratamento dura geralmente vários meses.

## Quais são os factores de risco do cancro da vulva?

Embora a causa exacta do cancro da vulva seja desconhecida, alguns factores aumentam o risco. Embora possa ocorrer em qualquer idade. A idade média de diagnóstico é de 65 anos. A exposição ao papilomavírus humano (HPV) é uma infeção sexualmente transmissível que aumenta o risco de vários tipos de cancro, incluindo o cancro vulvar e do colo do útero. Muitas pessoas jovens e sexualmente activas estão expostas ao HPV, mas para a maioria das pessoas, a infeção desaparece por si só. Em alguns casos, a infeção provoca alterações nas células e aumenta o risco de desenvolver cancro no futuro.

Têm um sistema imunitário fraco. As pessoas que tomam medicamentos para suprimir o sistema imunitário, como as pessoas que fizeram transplantes de órgãos e as pessoas que têm doenças que enfraquecem o sistema imunitário, como o vírus da imunodeficiência humana (VIH), correm um risco acrescido de desenvolver cancro vulvar. História de doenças pré-cancerosas vulvares A neoplasia intra-epitelial vulvar é uma doença pré-cancerosa que aumenta o risco de cancro vulvar.

Normalmente, os casos de neoplasia intra-epitelial da vulva nunca se transformam em cancro vulvar, mas um número limitado destes casos transforma-se em cancro invasivo do colo do útero. Por este motivo, o seu médico pode recomendar um tratamento para remover a área de células anómalas e exames periódicos de acompanhamento. Ter uma doença de pele que afecta a vulva, como a esclerose, que provoca pele lisa e com prurido na vulva, aumenta o risco de desenvolver cancro vulvar.

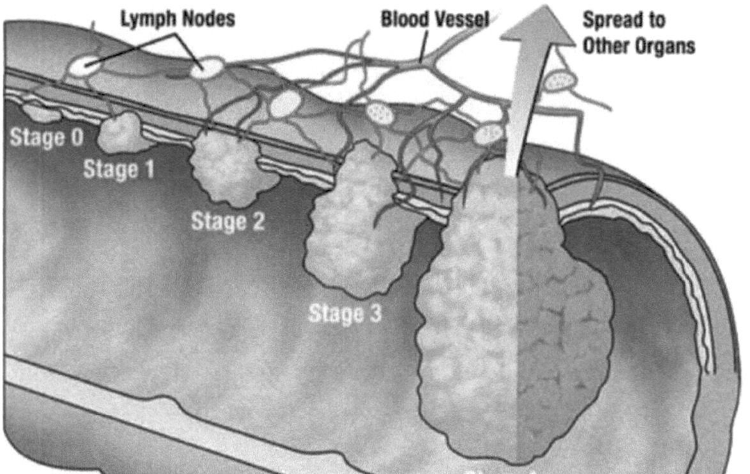


**Figura 14.** Causas, sintomas e tratamento do Carcinoma Vulvar

## O que acontece depois do tratamento do cancro vulvar?

Sentir-se-á satisfeita após a conclusão do tratamento do cancro vulvar. No entanto, é difícil não se preocupar com a possibilidade de o cancro voltar. Mesmo que o cancro nunca volte, as pessoas preocupam-se com isso. Terá consultas com o seu médico oncológico durante anos após o fim do tratamento. A maior parte das consultas são marcadas para vários meses. Depois, quanto mais tempo estiver livre do cancro, menos visitará o médico. Não se esqueça de ir a todas as consultas mais tarde. Os médicos farão perguntas sobre os seus sintomas, realizarão um exame físico e poderão fazer análises para verificar se o cancro vulvar voltou. A doente deve continuar a fazer os exames programados pelo médico para o rastreio do cancro.

O que é o cancro da glândula suprarrenal?

O cancro das glândulas supra-renais pode desenvolver-se no córtex suprarrenal ou na medula suprarrenal. Normalmente, o cancro das glândulas supra-renais manifesta-se através de sintomas provocados pela secreção excessiva de hormonas pelo tumor. Cerca de 50% dos casos são tumores hormonalmente activos. Isto significa que o próprio tumor produz hormonas que provocam determinados sintomas.

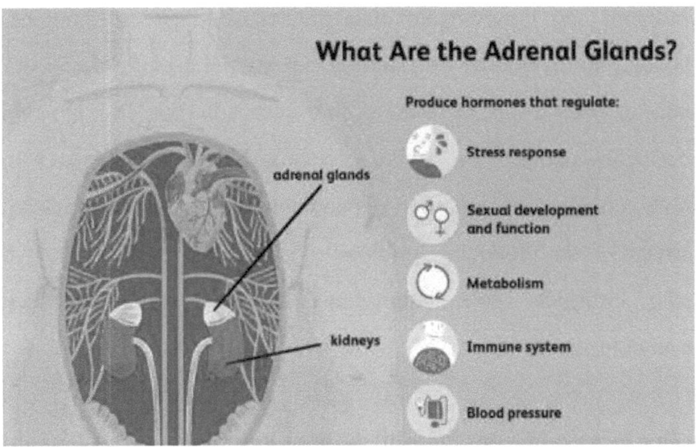


**Figura 15.** Cancro do pulmão disseminado para as glândulas supra-renais

Os tumores do córtex suprarrenal podem levar a uma secreção excessiva de hormonas esteróides e de aldosterona, enquanto os tumores hormonalmente activos da medula suprarrenal tendem a produzir catecolaminas em excesso. Em casos raros, até 3,5% da população, ocorre um adenoma obstrutivo das glândulas supra-renais que é descoberto incidentalmente durante a investigação de uma doença não relacionada.

A maioria destes tumores não produz hormonas. Os tumores da glândula suprarrenal podem ser benignos ou malignos. A distinção é frequentemente difícil. Após a ressecção cirúrgica, os cuidados a longo prazo e o acompanhamento rigoroso são essenciais para a deteção precoce de recidivas em doentes com cancro da glândula suprarrenal. O carcinoma da glândula suprarrenal é raro entre os tumores malignos, com uma incidência de aproximadamente 1-2 por 1 milhão de pessoas por ano e representando menos de 0,2% de todas as mortes relacionadas com o cancro.

As mulheres são ligeiramente mais afectadas do que os homens. O prognóstico do carcinoma da glândula suprarrenal é muito desfavorável em todas as fases, especialmente na fase avançada (fase IV). Quando as manifestações ocorrem na infância, o prognóstico da doença é mais favorável do que nos adultos. Dependendo do estádio do cancro da suprarrenal e da produção hormonal, os doentes podem optar pela remoção cirúrgica, pela radioterapia ou por vários tratamentos medicamentosos.

**Função e localização das glândulas supra-renais**

As glândulas supra-renais estão localizadas perto dos pólos superiores dos rins e o seu peso no adulto é de cerca de 4 gramas. O córtex suprarrenal é a camada exterior da glândula suprarrenal e constitui cerca de 90% do seu peso. No córtex suprarrenal são produzidas hormonas esteróides como o cortisol, a hormona da pressão arterial aldosterona e os androgénios supra-renais. No interior da glândula suprarrenal, encontra-se a medula suprarrenal.

Aqui são produzidas as hormonas da glândula suprarrenal, a norepinefrina. Infecções graves, traumatismos e choques provocam a ativação das glândulas supra-renais, que libertam grandes quantidades de cortisol (glucocorticoide) e catecolaminas. Este equilíbrio mantém as funções fisiológicas do organismo (homeostasia) em situações de stress. Se a função da glândula suprarrenal estiver comprometida, a resposta ao stress é muito reduzida. Isto pode levar a um choque irreversível.

**Tratamento do cancro da glândula suprarrenal**

Estão disponíveis as seguintes opções de tratamento para o cancro da glândula suprarrenal:

**1- Cirurgia:** De acordo com as directrizes, a cirurgia é geralmente necessária para os tumores das hormonas activas da suprarrenal, independentemente do tamanho do tumor. Nos estádios I a III, a cirurgia aberta por um cirurgião experiente com o objetivo de ressecção completa é o tratamento de eleição. A cirurgia também desempenha um papel importante no tratamento de recidivas locais e metástases.

**2- Radioterapia metabólica:**

**3- Tratamentos medicamentosos:**

**4- Quimioterapia:**

**5- Seguimento:** Os doentes, especialmente os que têm tumores familiares ou tumores fora da glândula suprarrenal, devem ser seguidos indefinidamente.

**Sintomas do cancro da glândula suprarrenal**

Os sintomas do carcinoma da cortical renal dependem do facto de o tumor produzir ou não hormonas e da sua dimensão. Em regra, os tumores malignos do córtex suprarrenal são hormonalmente activos, mas nem sempre. Os sintomas da síndrome de Cushing são frequentemente causados por tumores hormonalmente activos que segregam cortisol. O carcinoma da zona fasciculada produz, em particular, cortisol. Os possíveis sintomas incluem:

- ✓ Aumento da gordura, especialmente no tronco, como o abdómen e o peito, pescoço e rosto, braços e pernas finos devido à perda de músculo.
- ✓ Estrias avermelhadas no abdómen, nádegas e axilas, semelhantes a estrias.

Hematomas e má cicatrização de feridas.

- ✓ Alterações da pele, como acne, pele fina.
- ✓ Masculinização, como o aumento dos pêlos corporais e faciais.
- ✓ Ausência de menstruação.
- ✓ Alterações psicológicas como ansiedade, pensamentos depressivos.
- ✓ Mudanças de humor.
- ✓ tensão arterial elevada
- ✓ diabetes mellitus
- ✓ Perda óssea, resultando em mais fracturas ósseas.

## Pheochromocytoma

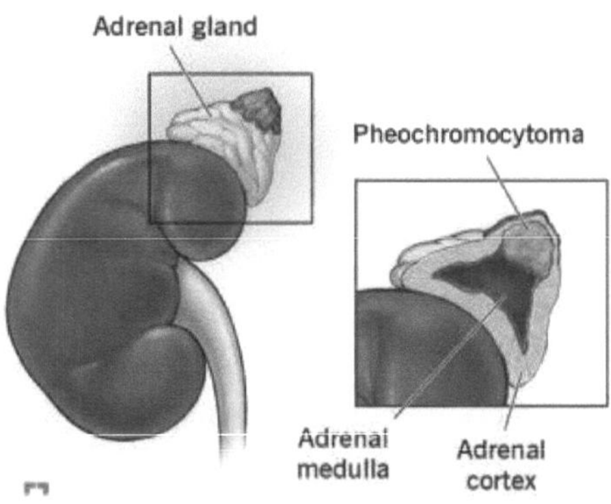

**Figura 16.** Feocromocitoma

Se o tumor produzir a hormona aldosterona, podem ocorrer sintomas da síndrome de Kahn (hiperaldosteronismo). Os carcinomas da suprarrenal que surgem na zona glomerulosa produzem principalmente aldosterona. Os sintomas podem incluir:

- ✓ Pressão arterial elevada que é persistentemente alta e difícil de controlar.
- ✓ Dor de cabeça.
- ✓ Tonturas
- ✓ Fraqueza muscular, cãibras musculares.
- ✓ Sentir muita sede.

As glândulas supra-renais da zona reticular produzem principalmente androgénios, ou seja, as hormonas sexuais masculinas. Os sinais de masculinização na mulher incluem uma voz mais grave do que o habitual, queda de cabelo, calvície, acne e aumento de pêlos no corpo.

Nos homens, pode ocorrer o efeito oposto. Nas mulheres, os tumores produtores de estrogénio provocam o aumento do tamanho dos seios. Por outro lado, os carcinomas corticais renais inactivos não causam inicialmente quaisquer sintomas e passam despercebidos. Só quando crescem e se tornam maiores é que podem causar problemas. Um tumor pode crescer para estruturas próximas, deslocar tecidos ou espalhar-se para outros órgãos e metastizar. A maioria dos carcinomas adrenocorticais tem mais de oito centímetros no momento do diagnóstico e as metástases podem ser detectadas em cerca de 30% dos indivíduos afectados.


**Os seguintes sintomas são geralmente muito inespecíficos**

- ✓ Sensação de pressão e dor na parte superior do abdómen.
- ✓ Fadiga, cansaço.
- ✓ Diminuição do desempenho físico.

✓ Perda de peso indesejada.

✓ Náuseas.

**Sintomas do cancro da paratiroide e seu tratamento**

Estão disponíveis vários tratamentos para os doentes com cancro da paratiroide. Alguns tratamentos são padrão e outros estão a ser avaliados em ensaios clínicos. Um ensaio de tratamento clínico é um estudo de investigação realizado para ajudar a melhorar o tratamento atual ou obter informações sobre novos tratamentos para doentes com cancro.

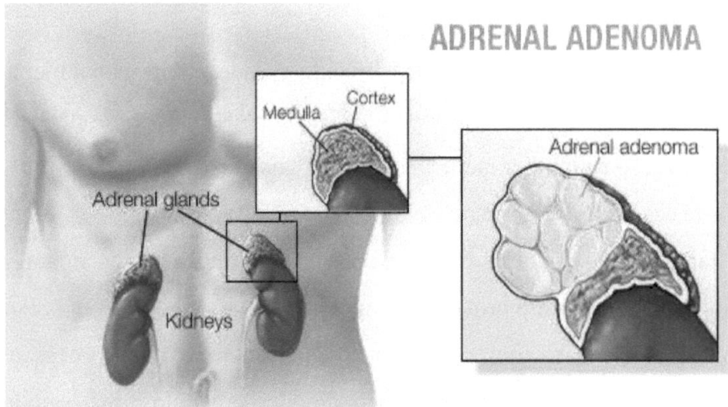


**Figura 17.** Compreender o adenoma da suprarrenal

# Capítulo III

*Cancro da paratiroide, duodenal e da mama*

## O que é o cancro da paratiroide?

As paratiróides são quatro pequenas glândulas localizadas atrás da tiroide e a sua função é regular os níveis de cálcio do organismo. Os tumores das paratiróides são raros e, na sua maioria, benignos. O cancro da paratiroide é muito raro. Normalmente, suspeita-se de cancro da paratiroide. Porque os tumores causam hipercalcemia, o que faz com que o doente se sinta cansado, fraco e sonolento. O aumento do cálcio ocorre porque a célula doente produz em excesso uma hormona chamada PTH (hiperparatiroidismo), que transfere o cálcio dos ossos para o sangue.

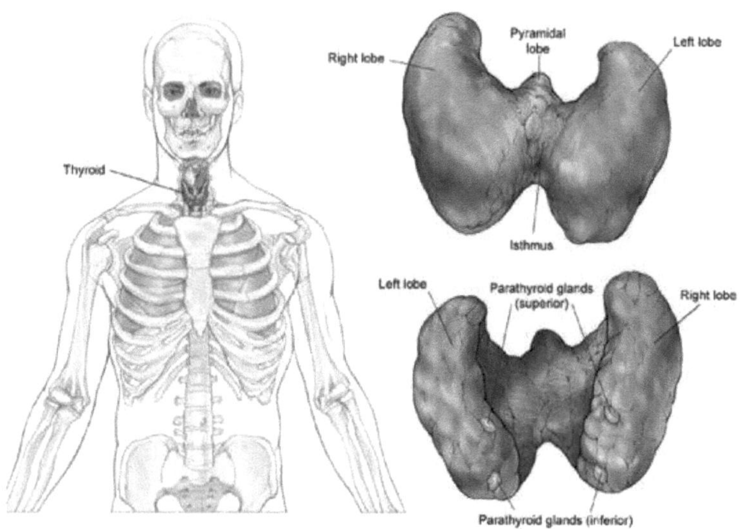


**Figura 18.** Cancro da paratiroide

## Sinais e sintomas do cancro da paratiroide

Para além dos sintomas acima descritos, podem também ser encontrados outros sintomas:

✓ Dores, sobretudo nos ossos.

✓ Problemas renais, incluindo pedras nos rins.

✓ Perda de apetite.

✓ Marpart extremo.

✓ Cansaço

✓ Micção frequente.

✓ Fraqueza muscular

✓ Nódulo no pescoço.

**Diagnóstico do cancro da paratiroide**

Os sintomas do doente, os níveis de cálcio e da hormona paratiroide no sangue são factores que são considerados durante o exame de diagnóstico. O cancro da paratiroide pode ser difícil de diagnosticar. Porque as células tumorais benignas são semelhantes às células da doença. Após análises ao sangue e um diagnóstico de hiperparatiroidismo, podem ser pedidos exames imagiológicos para determinar qual das glândulas paratiróides está hiperactiva.

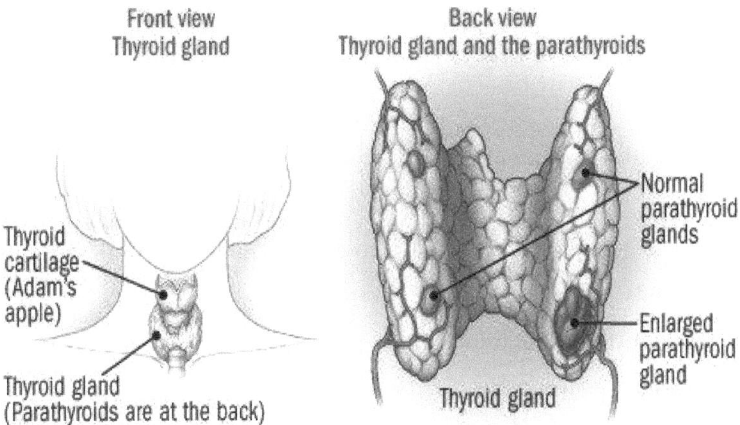


**Figura 19.** Cancro da paratiroide

**Podem ser utilizados os seguintes ensaios e métodos:**

**1- Imagiologia:** controlo por ultra-sons, tomografia computorizada ou ressonância magnética ajuda a determinar o tamanho do tumor e a sua localização exacta.

**2- Exame:** Pode mostrar se a glândula paratiroide está hiperactiva ou não? Este método envolve a injeção de uma substância radioactiva no sangue através de uma veia do braço, que acaba por se acumular no tecido hiperativo. Também pode ajudar a encontrar lesões noutras partes do corpo.

**3- Biópsia:** Após a evidência de cancro da paratiroide, pode ser realizada uma biópsia. Neste procedimento, são retirados pequenos pedaços de tecido, que serão enviados a um patologista, para confirmar ou não o diagnóstico de cancro. Estas amostras podem ser retiradas através de uma agulha e examinadas ao microscópio para procurar células cancerígenas. Existem diferentes tipos de tratamento para os doentes com cancro da paratiroide. Quando um ensaio clínico mostra que um novo tratamento é melhor do que o tratamento padrão. O novo tratamento pode tornar-se o tratamento padrão. Os doentes têm de participar num ensaio clínico. Alguns ensaios clínicos só estão abertos a doentes que ainda não iniciaram o tratamento.

**São utilizados tratamentos padrão para o cancro da paratiroide**

**Cirurgia:** A cirurgia ou a remoção intra-operatória do tumor é o tratamento mais comum para o cancro da paratiroide que está localizado nas glândulas paratiróides ou que se espalhou para outras partes do corpo. Como o cancro da paratiroide cresce muito lentamente, o cancro que se espalhou para outras partes do corpo pode ser removido cirurgicamente para curar o doente ou para controlar os efeitos da doença durante muito tempo. Antes da cirurgia, é administrado um tratamento para controlar a hipercalcemia.

**São utilizados os seguintes métodos cirúrgicos**

**1- Remoção do tumor:** Cirurgia para remover toda a glândula paratiroide e a cápsula que a envolve. Por vezes, são retirados os gânglios linfáticos de metade da glândula tiroide do mesmo lado do corpo que o cancro, bem como os músculos e os tecidos. É também removido um nervo do pescoço.

**2- Redução do citómodo:** operação em que se retira a maior parte possível do tumor.

**3- Metastasectomia:** Cirurgia para remover qualquer cancro que se tenha espalhado para órgãos distantes, como os pulmões.

Por vezes, a cirurgia ao cancro da paratiroide danifica os nervos das cordas vocais. Existem tratamentos para ajudar a resolver os problemas de fala causados por danos nos nervos.

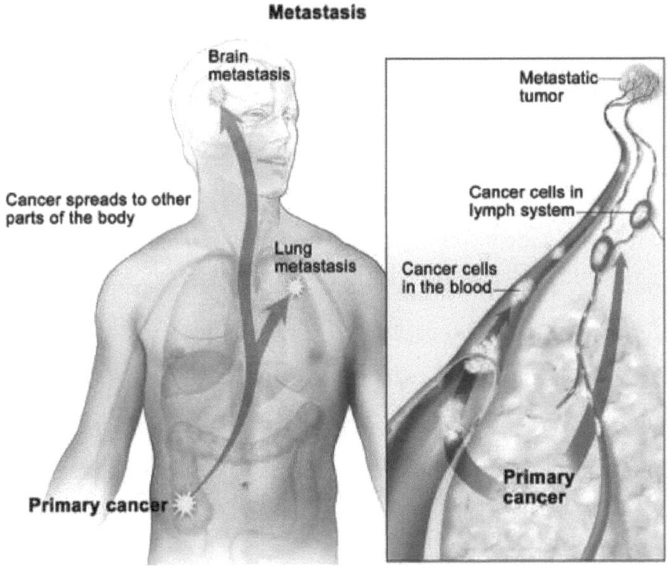

**Figura 20.** Cancro da paratiroide

**Radioterapia do cancro da paratiroide**

A radioterapia é um tipo de tratamento do cancro que utiliza raios X de alta energia ou outros tipos de radiação para matar as células cancerígenas ou impedir a sua divisão. Existem dois tipos de radioterapia:

**1- Radioterapia externa:** Utiliza um dispositivo que envia radiação do exterior do corpo para a área onde o cancro está localizado.

**2- Radioterapia interna:** Utiliza uma substância radioactiva que é selada em agulhas, sementes, fios ou cateteres que são colocados diretamente no cancro ou perto dele.

A forma como a radioterapia é realizada depende do tipo e da fase do cancro a ser tratado. A radioterapia de feixe externo é utilizada para tratar o cancro da paratiroide.

## Quimioterapia para o cancro da paratiroide

A quimioterapia é um tipo de tratamento do cancro em que são utilizados medicamentos para impedir a formação de células cancerígenas, quer matando-as quer impedindo-as de se dividirem. Quando a quimioterapia é administrada por via oral ou injectada numa veia ou num músculo, os medicamentos entram na corrente sanguínea e podem atingir as células cancerosas em todo o corpo, o que se designa por quimioterapia sistémica. Quando a quimioterapia é administrada diretamente no líquido cefalorraquidiano, num órgão ou numa cavidade corporal, como o abdómen, os medicamentos afectam principalmente as células cancerosas nessas áreas, o que se designa por quimioterapia regional. A forma como a quimioterapia é realizada depende do tipo e da fase do cancro que está a ser tratado.

## Linfoma intestinal de células T e seus sintomas

O linfoma intestinal de células T está frequentemente localizado num segmento do intestino delgado, embora 20 a 25% dos doentes apresentem lesões múltiplas. Por definição, se o linfoma for primário no intestino, o fígado, o baço, a medula óssea e o mediastino devem inicialmente estar livres de tumor evidente. O íleo e o jejuno são mais frequentemente afectados, enquanto o envolvimento duodenal é menos comum.

Tal como acontece com o linfoma secundário, os linfomas intestinais primários linfocíticos, histiocíticos e linfomas mistos histiocíticos-linfocíticos são mais comuns do que a doença de Hodgkin intestinal primária. No linfoma intestinal de células T, a neoplasia pode surgir na lâmina própria ou nos folículos linfóides. Também pode destruir parcialmente o epitélio e causar úlceras. Podem desenvolver-se tumores polipóides isolados ou multifocais. Raramente, se forem grandes, podem bloquear o trato intestinal ou causar intussusceção .

Outro método de linfoma intestinal de células T pode penetrar em todo o ambiente da parede intestinal com o envolvimento de todas as camadas da parede e causar dilatação aneurismática ou lesão de estenose anular. O envolvimento do mesentério adjacente e dos seus gânglios linfáticos é frequente. Para além da ferida, a perfuração e a intussusceção na área do tumor podem complicar a evolução. Numa síndrome com características clínicas distintas, incluindo má absorção, os segmentos longos do intestino delgado são extensivamente afectados pelo processo linfomatoso.


**Linfoma intestinal de células T**

O envolvimento da mucosa é extenso e os gânglios linfáticos mesentéricos podem estar aumentados e conter elementos tumorais, mas o envolvimento grosseiro de outros órgãos intra-abdominais, como o fígado e o baço, não é evidente, embora possam ser observados focos tumorais microscópicos em qualquer órgão interno. A mucosa intestinal afetada é frequentemente lisa, as criptas são alongadas e a estrutura normal das vilosidades é perdida.

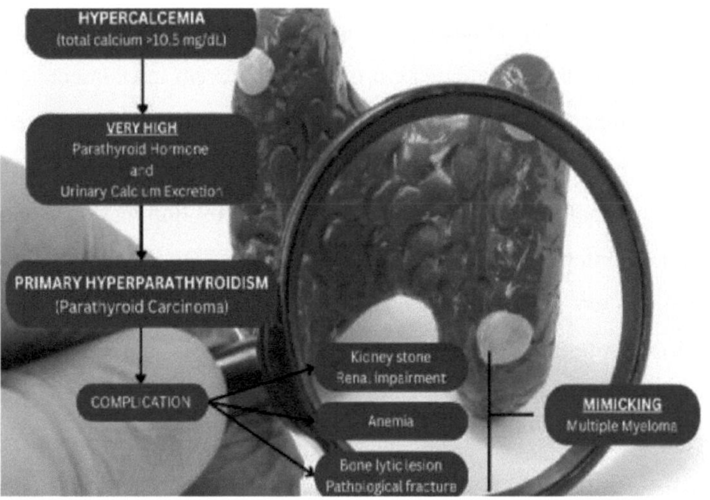



**Figura 21.** Carcinoma da paratiroide simulando mieloma múltiplo

No linfoma intestinal difuso de células T, em contraste com o espru celíaco, o número de criptas de Lieberkühn é geralmente reduzido. A lâmina própria pode estar infiltrada por numerosas células redondas, algumas das quais parecem malignas por critérios citológicos. A estrutura dos folículos linfóides está normalmente destruída e não existem centros germinais bem definidos. A presença de células reticulares primitivas isoladas nas camadas da prótria é muito útil.

Porque estes elementos celulares estão normalmente confinados aos centros germinativos dos folículos linfóides. Na autópsia, só é encontrado em cerca de 5% dos casos. Em contraste com o linfoma intestinal primário, o envolvimento intestinal em doentes com linfoma difuso é frequentemente de importância secundária, e os sintomas intestinais específicos estão frequentemente ausentes ao longo da vida.

Em muitos doentes com linfoma secundário do intestino delgado, outros órgãos intra-abdominais, como o estômago, o cólon, o fígado e o pâncreas, são também invadidos pelo tumor.

**Quem é afetado pelo linfoma intestinal de células T?**

O linfoma intestinal de células T afecta geralmente pessoas mais velhas, com mais de 60 anos. O tipo 2, agora conhecido como EATL, está fortemente associado a pessoas que têm uma doença intestinal sensível ao glúten não tratada, chamada doença celíaca. É importante saber que a maioria das pessoas com doença celíaca não desenvolve linfoma intestinal de células T do tipo enteropatia.

**Sintomas do linfoma intestinal de células T**

Os sintomas mais comuns estão relacionados com o estômago ou os intestinos e podem incluir o seguinte

- ✓ Dores de estômago.
- ✓ Perda de peso.
- ✓ Diarreia, possível presença de sangue.
- ✓ Cansaço
- ✓ Erupção cutânea com comichão.

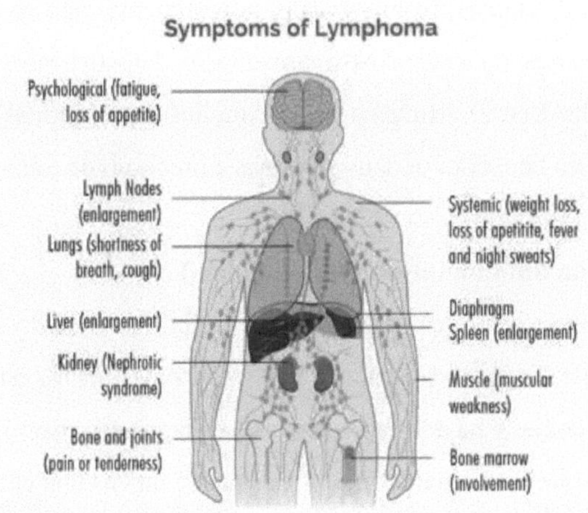


**Figura 22.** Linfoma de células T associado a enteropatia (EATL)

*Os sintomas também podem incluir:*

✓ Perda de peso.

✓ Suores noturnos intensos.

✓ Febre.

Ocasionalmente, pode ocorrer uma rutura do intestino. A desnutrição também pode ser evidente. Porque os alimentos podem não ser absorvidos corretamente.

## Diagnóstico e estadiamento do linfoma intestinal de células T

É necessária uma biópsia para diagnosticar o linfoma intestinal de células T, que pode ser difícil de diagnosticar. Porque os sintomas são semelhantes a outras doenças, incluindo a doença celíaca. O intestino também é difícil de ver no exame. A endoscopia é um exame de diagnóstico em que um tubo fino é introduzido na boca para examinar o trato digestivo, e uma endoscopia pode ser feita para examinar o intestino em busca de qualquer coisa que pareça anormal. É colhida uma amostra de tecido (biópsia) do trato digestivo ou do revestimento do intestino delgado para análise. O linfoma intestinal de células T pode ocorrer em muitas partes diferentes do intestino e, normalmente, não se dissemina para outras partes do corpo. Normalmente, é diagnosticado nas fases iniciais (estádio 1 ou 2). Muitas pessoas com linfoma intestinal de células T não se sentem bem com os seus sintomas e precisam de tratamento.

## Prognóstico do linfoma intestinal de células T

O linfoma intestinal de células T é difícil de tratar. Porque é frequentemente diagnosticado numa fase tardia e os doentes estão muitas vezes muito doentes na altura em que são diagnosticados. Também é muito raro, o que torna mais difícil a realização de ensaios clínicos para este grupo de doentes. Os hematologistas trabalham em conjunto com um gastroenterologista para desenvolver um plano de tratamento que melhor se adapte ao doente, mas os doentes têm frequentemente recaídas depois de receberem o tratamento inicial.

**Tratamento do linfoma intestinal de células T**

O linfoma intestinal de células T é difícil de tratar. Porque os doentes estão normalmente muito doentes quando são diagnosticados. Os doentes devem ser seguidos por hematologistas e gastroenterologistas. Porque trabalham em conjunto para planear o melhor tratamento possível. Os regimes de quimioterapia de primeira linha padrão mais comuns podem incluir:

- ✓ CHOP (ciclofosfamida, doxorrubicina, vincristina e prednisolona).
- ✓ CHEOP (CHOP mais etoposido).
- ✓ Quimioterapia seguida de transplante autólogo de células estaminais.

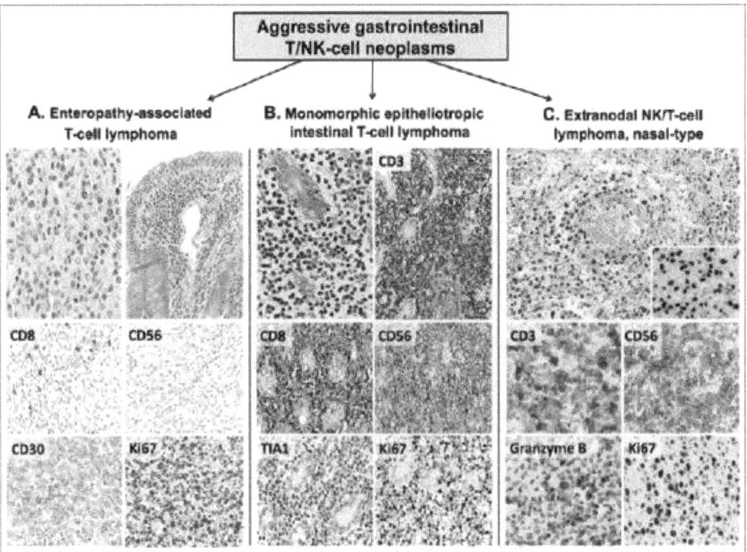



**Figura 23.** Lesões linfoproliferativas gastrointestinais

**Efeitos secundários comuns do tratamento para o linfoma intestinal de células T**

Existem vários efeitos secundários no tratamento do linfoma intestinal de células T, que dependem do tratamento efectuado. O médico assistente ou o enfermeiro de oncologia podem explicar alguns efeitos secundários antes do tratamento. Alguns dos efeitos secundários mais frequentes do tratamento podem ser os seguintes

- ✓ Anemia (baixo número de glóbulos vermelhos, que transportam o oxigénio pelo corpo).
- ✓ Trombocitopenia (baixo número de plaquetas que ajudam na hemorragia e na coagulação).
- ✓ Neutropenia (o baixo número de glóbulos brancos ajuda a imunidade).
- ✓ náuseas e vómitos.
- ✓ Problemas intestinais, como obstipação ou diarreia.
- ✓ Cansaço.

*A equipa médica, o médico, o enfermeiro de oncologia ou o farmacêutico devem fornecer informações sobre:*

- ✓ Que tratamento será efectuado?
- ✓ Quais são os efeitos secundários comuns e possíveis do tratamento?
- ✓ Que efeitos secundários devem ser comunicados à equipa médica?
- ✓ Quais são os números de telefone e onde se dirigir em caso de emergência 7 dias por semana e 24 horas por semana?

**Cancro duodenal e seus sintomas**

O cancro duodenal é uma massa de células tumorais irregulares e de crescimento rápido na primeira parte do intestino delgado. Este tumor pode impedir os intestinos de digerir corretamente os alimentos e impedir a passagem dos alimentos através dos intestinos. Nas fases iniciais, pode não ter quaisquer sintomas de cancro duodenal. Se um tumor do cólon crescer, pode ter sintomas que afectam o seu sistema digestivo, como náuseas, obstipação ou cólicas abdominais.

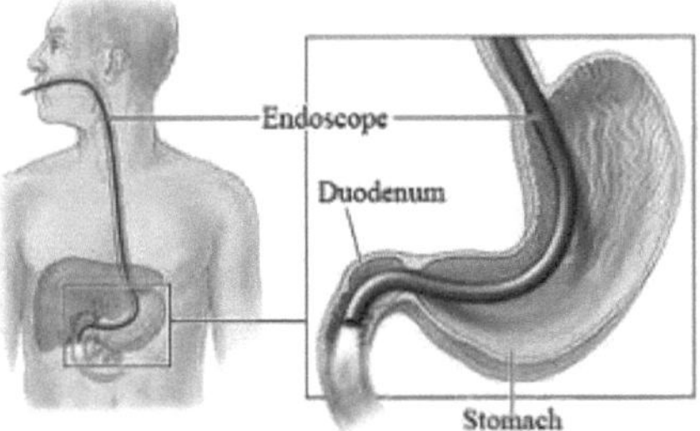


**Figura 24.** Cancro duodenal

## O que é o duodeno?

O duodeno é a parte pequena, em forma de ferradura, do intestino delgado. Recebe os alimentos do estômago durante a digestão. As substâncias químicas e as enzimas do duodeno decompõem os alimentos e libertam vitaminas e outros nutrientes dos alimentos para o organismo. Em seguida, o duodeno transporta os alimentos para a parte seguinte do intestino delgado, o jejuno.

## Quais são os tipos de cancro do duodeno?

O duodeno contém muitos tipos diferentes de células. Por isso, existem diferentes tipos de cancro que podem começar a partir daí. Os quatro principais tipos de cancro duodenal são

- ✓ O adenocarcinoma afecta as células que produzem químicos, enzimas e outros fluidos que decompõem os alimentos.
- ✓ Os tumores carcinóides são tumores de crescimento lento que começam frequentemente no trato gastrointestinal (GI) e se espalham por todo o corpo.

✓ O linfoma começa nas células do sistema imunitário que combatem as infecções.

✓ Os sarcomas começam nos ossos ou nos tecidos moles, como os músculos ou os vasos sanguíneos. O tipo mais comum de sarcoma gastrointestinal é o tumor estromal gastrointestinal.

**Quem é mais suscetível ao cancro do duodeno?**

Os especialistas não sabem exatamente porque é que algumas pessoas têm cancro duodenal, mas alguns factores podem aumentar o seu risco. Incluindo:

**1- Idade:** A maioria dos tipos de cancro duodenal ocorre em pessoas entre os 60 e os 80 anos.

**2- Etnia:** Nos Estados Unidos, os negros são mais susceptíveis ao cancro duodenal.

**3- Condições de saúde:** Algumas doenças intestinais, como a doença celíaca ou a doença de Crohn, podem aumentar o risco.

**4- Hábitos de saúde:** fumar, beber álcool e ter uma dieta rica em sal pode aumentar o risco de cancro duodenal.

**5- Doença hereditária:** Algumas doenças genéticas aumentam o risco de cancro duodenal, incluindo a polipose adenomatosa familiar (PAF), a síndrome de Lynch e a fibrose quística.

**6- Sexo:** O cancro duodenal é ligeiramente mais frequente em homens ou pessoas do sexo masculino à nascença do que em mulheres ou pessoas do sexo feminino à nascença.

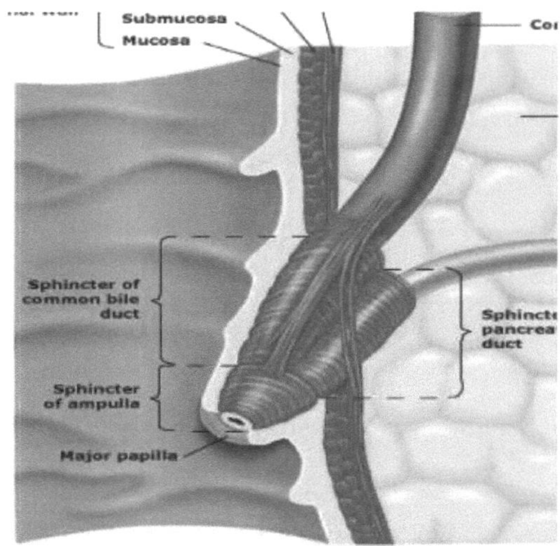


**Figura 25.** Diagnóstico e tratamento do cancro duodenal

## Quais são os sintomas do cancro do duodeno?

É frequente não ter sintomas de cancro duodenal quando o tumor é pequeno. À medida que o tumor cresce, pode ter os seguintes sintomas

- ✓ Dores de estômago.
- ✓ Refluxo ácido.
- ✓ Sangue nas fezes.
- ✓ Prisão de ventre
- ✓ Náuseas ou vómitos.
- ✓ Perda de peso inexplicável.

## Quais são as causas do cancro duodenal?

Os especialistas não sabem exatamente o que causa o cancro duodenal. Pensam que o cancro duodenal começa com pequenas protuberâncias (pólipos) que se formam no revestimento do intestino. Não se sabe o que causa estes pólipos.

**Como é diagnosticado o cancro duodenal?**

Os profissionais de saúde utilizam um processo chamado estadiamento para diagnosticar o cancro duodenal:

✓ Estadios 0 a 1: Isto significa que só tem cancro numa parte do seu corpo.

✓ Estadios 2 a 3: Isto significa que o cancro se espalhou através do músculo ou invadiu órgãos próximos, incluindo gânglios linfáticos regionais.

✓ Fase 4: Significa que o cancro se espalhou para partes distantes do corpo.

*O médico assistente pode utilizar vários testes para diagnosticar e avaliar o cancro*

✓ Exames imagiológicos, como a ressonância magnética e a tomografia computorizada, para obter uma imagem pormenorizada do seu sistema digestivo.

✓ A endoscopia digestiva alta utiliza um pequeno tubo flexível com uma câmara para visualizar o interior do trato digestivo.

✓ Teste de deglutição de bário, que consiste em engolir uma pequena quantidade de um produto químico chamado bário, que aparece claramente num raio-X, para ver mais de perto o trato digestivo superior.

✓ Biópsia, a remoção de um pequeno pedaço de tecido do trato digestivo para verificar se existem sinais de cancro num laboratório.

**Como é tratado o cancro duodenal?**

O plano de tratamento varia consoante a fase do cancro. O seu especialista pode recomendar:

**1- Cirurgia:** o cirurgião remove o tumor tanto quanto possível, mantendo o tecido saudável intacto. Em casos graves, pode ser efectuada uma operação de Whipple, na qual o cirurgião remove o duodeno, a vesícula biliar e uma pequena parte do pâncreas.

**2- Quimioterapia:** Toma-se medicamentos para destruir células de crescimento rápido no corpo, como as células cancerígenas. A quimioterapia pode ser efectuada em várias rondas de tratamento com um período de repouso no corpo.

**3- Radioterapia:** Um oncologista de radiação dirige doses elevadas de radiação para o seu sistema digestivo. A radioterapia encolhe ou destrói as células tumorais.

**Como posso prevenir o cancro duodenal?**

Não existe uma forma garantida de prevenir o cancro duodenal, mas algumas medidas podem reduzir o risco geral de cancro gastrointestinal, tais como

- ✓ Uma dieta pobre em carne vermelha e proteínas magras, frutas, legumes e cereais integrais.
- ✓ Deixar de fumar e de consumir produtos do tabaco.
- ✓ Reduzir o consumo de álcool.

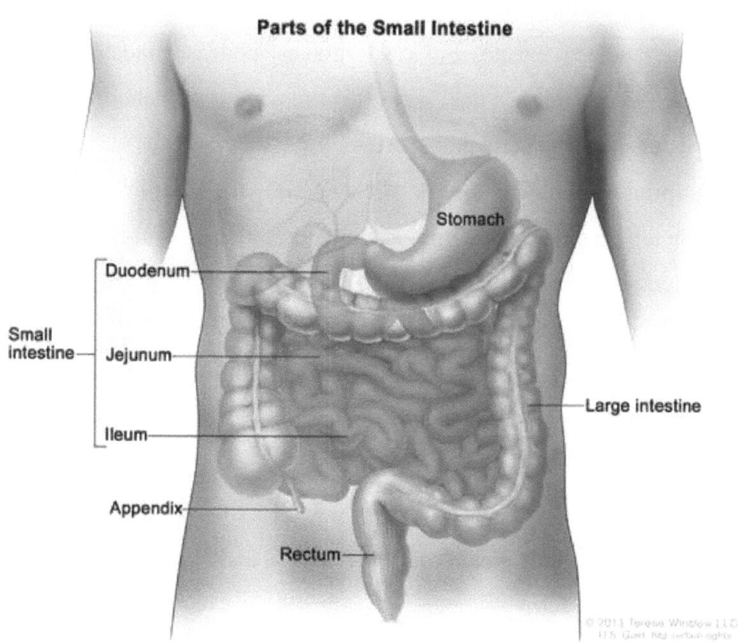


**Figura 26.** Tratamento do cancro do intestino delgado

## Tipos de cancro duodenal

Existem cinco tipos diferentes de cancro duodenal:

**1- Adenocarcinoma:** Os adenocarcinomas podem ser encontrados em células que produzem e libertam muco ou outros fluidos. Um estudo de 2016 descobriu que 55,7% dos adenocarcinomas do intestino delgado são encontrados no duodeno. Às vezes, os tumores crescem o suficiente para causar obstrução intestinal. O adenocarcinoma duodenal é considerado um cancro raro e de evolução rápida no intestino delgado. Embora o duodeno seja a parte mais comum do intestino delgado onde se desenvolve o adenocarcinoma. Em geral, o cancro do duodeno representa menos de 1% de todos os cancros gastrointestinais.

**2- Sarcomas:** Um sarcoma é um tipo de tumor que tem origem no osso ou nos tecidos moles do corpo. Os sarcomas duodenais primários (os que têm origem no duodeno) são raros. Outros tipos de cancro, como o sarcoma testicular, podem metastizar para o duodeno, mas este tipo de sarcoma não é comum no duodeno.

**3- Tumores carcinóides:** Os tumores carcinóides formam-se frequentemente no sistema digestivo, no estômago e nos intestinos e podem metastizar para outras áreas do corpo. Os tumores carcinóides podem levar a uma doença rara mas grave chamada síndrome carcinoide, que se caracteriza por sintomas graves causados por demasiadas hormonas que afectam vários sistemas corporais diferentes. Os sintomas da síndrome carcinoide incluem rubor, diarreia e, em casos raros, dificuldade em respirar (falta de ar) e pieira.

**O que é o cancro da mama inflamatório?**

O cancro da mama inflamatório é raro e representa 1-5% de todos os cancros da mama diagnosticados. A maioria dos cancros da mama inflamatórios são carcinomas ductais invasivos. Isto significa que são criados a partir das células que cobrem os canais de leite da mama e que depois se espalham para fora dos canais. O cancro da mama inflamatório progride rapidamente, muitas vezes em semanas ou meses. O cancro da mama inflamatório é diagnosticado como doença de estádio III ou IV, dependendo se as células cancerígenas se espalharam apenas para os gânglios linfáticos próximos ou para outros tecidos.

*Outras características do cancro da mama inflamatório incluem:*

✓ Em comparação com outros tipos de cancro da mama, o cancro inflamatório da mama é diagnosticado numa idade mais jovem.

✓ O cancro da mama inflamatório é diagnosticado numa idade mais jovem nas mulheres afro-americanas do que nas mulheres brancas.

✓ Os tumores inflamatórios da mama são frequentemente receptores hormonais negativos. Isto significa que não podem ser tratados com terapia hormonal, como o tamoxifeno, que interfere com o crescimento das células cancerígenas induzido pelos estrogénios.

✓ O cancro da mama inflamatório é mais comum nas mulheres obesas do que nas mulheres com peso normal.

✓ Tal como outros tipos de cancro da mama, o cancro inflamatório da mama pode ocorrer em homens, mas normalmente ocorre em mulheres mais velhas.

## Breast cancer

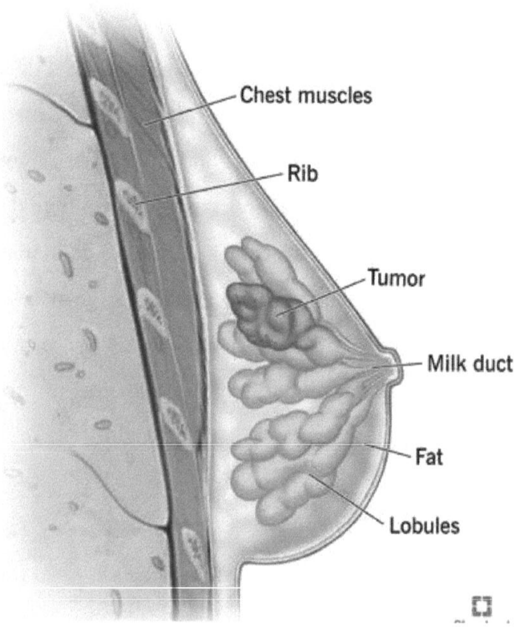

**Figura 27.** Cancro da mama: Sintomas, tipos, causas e tratamento

## Quais são os sintomas do cancro da mama inflamatório?

Os sintomas do cancro da mama inflamatório incluem inchaço e vermelhidão que afectam um terço ou mais da mama. A pele da mama também pode parecer cor-de-rosa, roxo-avermelhada ou azulada. Para além disso, a pele pode apresentar inchaços ou parecer esburacada como uma casca de laranja.

Estes sintomas são provocados pela acumulação de líquido (linfa) na pele da mama. Esta acumulação de líquido ocorre porque as células cancerosas bloquearam os vasos linfáticos da pele e impedem o fluxo normal de linfa no tecido. Por vezes, a mama pode conter um tumor sólido que pode ser sentido durante um exame físico, mas muitas vezes o tumor não pode ser sentido. Outros sintomas do cancro da mama inflamatório incluem um aumento rápido do tamanho da mama.

Uma sensação de peso, ardor ou sensibilidade na mama, ou um mamilo invertido. Os gânglios linfáticos inchados também podem estar presentes debaixo do braço, perto da clavícula, ou em ambos. É importante notar que estes sintomas também podem ser um sinal de outras doenças ou condições, tais como infeção, lesão ou outro tipo de cancro da mama que esteja localmente avançado. Por esta razão, as mulheres com cancro da mama inflamatório são frequentemente diagnosticadas com atraso.

## Diagnóstico do cancro da mama inflamatório

O cancro da mama inflamatório pode ser difícil de diagnosticar. Muitas vezes, não existe qualquer nódulo que possa ser sentido durante um exame físico ou visto numa mamografia de rastreio. Além disso, a maioria das mulheres diagnosticadas com cancro inflamatório da mama tem tecido mamário denso, o que torna mais difícil a deteção do cancro numa mamografia de rastreio. Além disso, como o cancro inflamatório do intestino é muito agressivo, pode desenvolver-se entre as mamografias de rastreio programadas e progredir rapidamente. Os sintomas de cancro podem ser confundidos com sintomas de mastite, que é uma infeção da mama, ou com outra forma de cancro da mama localmente avançado. Para ajudar a evitar atrasos no diagnóstico e a escolher o melhor tratamento, um painel internacional de especialistas publicou directrizes sobre a forma como os médicos podem diagnosticar e estadiar corretamente o cancro da mama inflamatório.

**Tratamento do cancro da mama inflamatório**

O cancro da mama inflamatório é geralmente tratado primeiro com quimioterapia sistémica para ajudar a diminuir o tumor, depois com cirurgia para remover o tumor, seguida de radioterapia. Esta abordagem ao tratamento é designada por abordagem multifacetada. Os estudos demonstraram que as mulheres com cancro da mama inflamatório que são tratadas com uma abordagem multifacetada têm uma melhor resposta ao tratamento e uma sobrevivência mais longa.

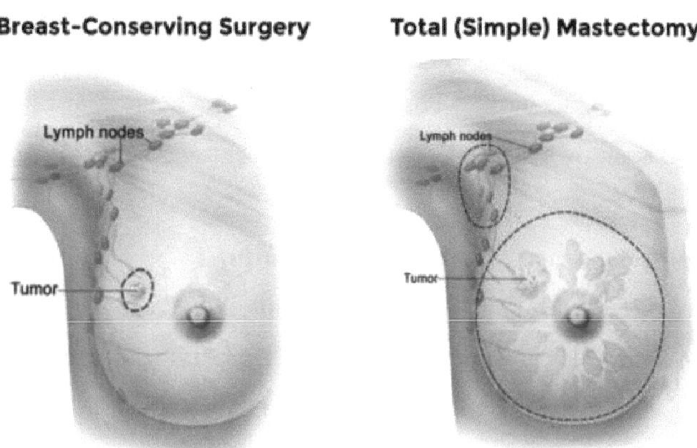


**Figura 28.** Impacto da cirurgia do cancro da mama na qualidade de vida

Os tratamentos utilizados numa abordagem multifacetada podem incluir os descritos abaixo.

**1- Quimioterapia neoadjuvante:** Este tipo de quimioterapia é efectuado antes da cirurgia e inclui normalmente medicamentos à base de antraciclinas e taxanos. Os médicos recomendam geralmente que sejam efectuados pelo menos seis cursos de quimioterapia neoadjuvante durante 4 a 6 meses antes da remoção do tumor, a não ser que a doença continue a progredir durante este período e os médicos decidam que a cirurgia não deve ser adiada.

**2- Tratamento direcionado:** Os cancros da mama inflamatórios produzem frequentemente quantidades mais elevadas da proteína HER2. Isto significa que podem ser utilizados para o seu tratamento medicamentos como o trastuzumab (Herceptin) que têm como alvo esta proteína. A terapia anti-HER2 pode ser administrada como parte da terapia neoadjuvante e após a cirurgia.

**3- Terapia hormonal:** Se a célula do cancro da mama inflamatório feminino contiver receptores hormonais, a terapia hormonal é outra opção de tratamento. Medicamentos como o tamoxifeno, que impedem o estrogénio de se ligar ao seu recetor, e os inibidores da aromatase, como o letrozol, que bloqueiam a capacidade do organismo de produzir estrogénio, podem fazer com que as células cancerígenas dependentes de estrogénio deixem de crescer e morram.

**4- Cirurgia:** A cirurgia padrão para o cancro da mama inflamatório é a mastectomia radical modificada. Esta cirurgia implica a remoção de toda a mama afetada e da maioria ou de todos os gânglios linfáticos das axilas.

Muitas vezes, a cobertura sobre os músculos peitorais subjacentes também é removida, mas os músculos peitorais são preservados. No entanto, por vezes, o músculo peitoral mais pequeno (peitoral menor) também pode ser removido.

**5- Radioterapia:** a radioterapia pós-mastectomia para a parede torácica abaixo da mama que foi removida é uma parte padrão do tratamento multimodal para o cancro da mama inflamatório. Se uma mulher recebeu trastuzumab antes da cirurgia, pode continuar a recebê-lo durante a radioterapia pós-operatória. A reconstrução da mama pode ser efectuada em mulheres com cancro da mama inflamatório, mas devido à importância da radioterapia no tratamento desta doença, os especialistas recomendam geralmente uma reconstrução tardia.

**6- Tratamento adjuvante:** O tratamento sistémico adjuvante pode ser realizado após a cirurgia para reduzir a possibilidade de recorrência do cancro. Este tratamento pode incluir quimioterapia adicional, terapia hormonal, terapia direccionada ou uma combinação destes tratamentos.

# Capítulo IV

*Cancro do útero, do lábio, do ouvido e retinoblastoma*

## Cancro uterino hereditário e seu tratamento

O cancro do útero é a neoplasia maligna mais comum nas mulheres dos países desenvolvidos. Os factores de risco são diversos e, para além da idade e da obesidade, a presença de alterações genéticas hereditárias, em primeiro lugar, nos genes da síndrome de Lynch.

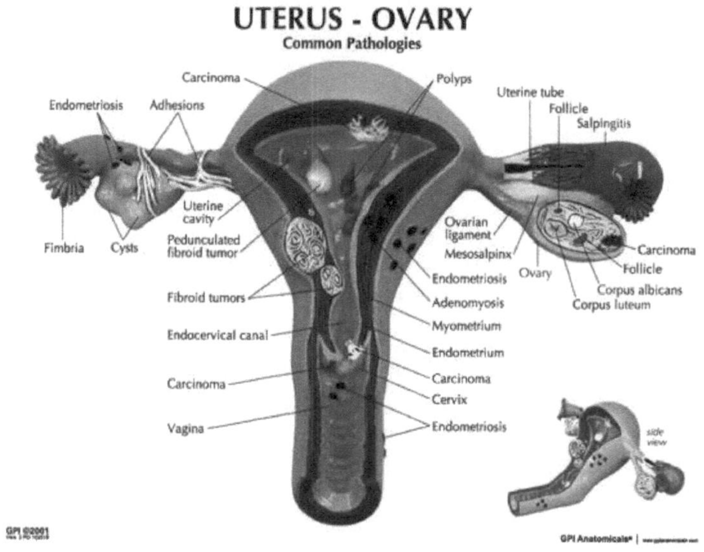


**Figura 29.** Cancro do útero

## Cancro uterino hereditário

Este último é causado por variantes patogénicas da linha germinal em genes de reparação de incompatibilidades (MSH2, MSH6, MLH1, PMS2) e encontra-se em aproximadamente 3% de todos os cancros uterinos. No entanto, estudos recentes sugerem que o cancro uterino pode estar associado a variantes genéticas patogénicas de outros genes, incluindo PTEN, BRCA1 e, por vezes, BRCA2. A identificação de quaisquer alterações genéticas hereditárias nos tumores uterinos é importante não só para os resultados terapêuticos. Devido à possibilidade crescente de implementar tratamentos direccionados, pode também oferecer rastreios em cascata nos membros da família e lançar protocolos pessoais de prevenção e deteção precoce.

**Tratamento do cancro uterino hereditário**

Se lhe foi diagnosticado um cancro uterino hereditário, peça um encaminhamento para um oncologista ginecológico. Um médico com formação para tratar os cancros do trato genital feminino. O seu médico irá trabalhar consigo para desenvolver um plano de tratamento que pode incluir cirurgia, terapia hormonal, radioterapia, quimioterapia ou uma combinação destes tratamentos.

**A) Cirurgia:** Os diferentes tipos de cirurgia para remover o cancro uterino hereditário incluem:

**1- Histerectomia:** é um procedimento cirúrgico para remover o útero e o colo do útero. A histerectomia pode ser efectuada de várias formas:

- ✓ Histerectomia vaginal: O útero e o colo do útero são removidos através da vagina.

- ✓ Histerectomia abdominal total: O útero e o colo do útero são removidos através de uma grande incisão no abdómen.

- ✓ Histerectomia total laparoscópica: O útero e o colo do útero são removidos através de pequenas incisões no abdómen utilizando um laparoscópio para remoção através da vagina.

- ✓ Histerectomia Robótica Laparoscópica: Um procedimento cirúrgico minimamente invasivo que trata o cancro do endométrio utilizando um robô da Vinci como parte de uma remoção laparoscópica do útero e dos gânglios linfáticos sentinela. Este robô permite aos nossos cirurgiões efetuar operações mais complexas por laparoscopia.

✓ Dissecção de gânglios linfáticos: Pode ser efectuada de forma minimamente invasiva ou durante um procedimento aberto. São recolhidas amostras dos gânglios linfáticos da zona.

✓ Mapeamento e dissecção do gânglio linfático sentinela: É injetado um corante no colo do útero para identificar os primeiros gânglios linfáticos que drenam o útero.

✓ Debulking: remove cirurgicamente a maior parte possível do tumor canceroso.

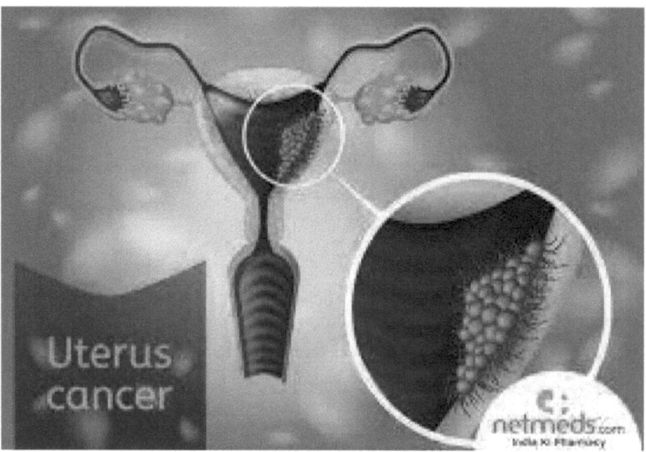


**Figura 30.** Cancro do útero

**Tratamentos não cirúrgicos do cancro uterino hereditário**

Após a cirurgia, poderá necessitar de tratamentos adicionais. Oferecemos tratamentos não cirúrgicos, incluindo:

✓ Quimioterapia.

✓ Terapia hormonal.

✓ Imunoterapia.

✓ Terapia dirigida.

✓ Radioterapia.

Algumas mulheres que ainda querem ter filhos podem ser tratadas com hormonas e preservar o seu útero.

**Como é o cancro do lábio e se o cancro do lábio causa a morte?**

O cancro do lábio e da cavidade oral é um dos cancros que ocorrem nos lábios, na boca, nos braços, na garganta, no fundo da língua e, sobretudo, no interior da boca. Este tipo de cancro é causado por alterações nas células dos lábios e da cavidade oral, e como resultado da acumulação de alterações genéticas causadas por vários factores, como o fumo do cigarro, o consumo de álcool, a infeção pelo vírus do papiloma humano (HPV), alterações nos níveis hormonais, má alimentação e deficiência de vitaminas. e minerais ocorrem. Além disso, as pessoas com algumas doenças como o líquen plano, a fimose e a dermatite correm mais risco de contrair este tipo de cancro do que outras. Os sintomas deste tipo de cancro incluem feridas nos lábios e na cavidade oral, sangramento e mau hálito. Se detetar quaisquer sintomas, é melhor consultar um médico.

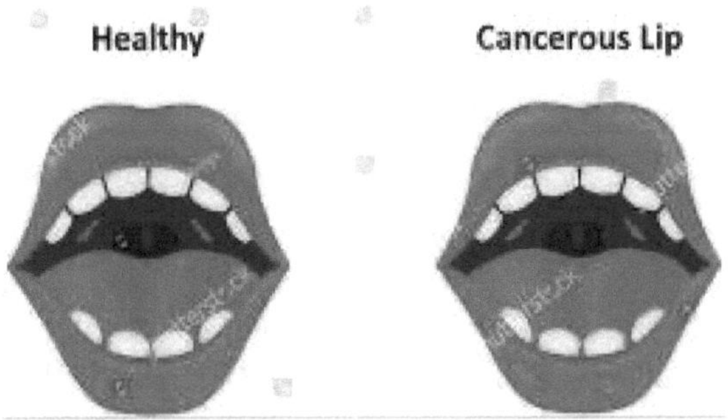


**Figura 31.** Vetor Stock do cancro do lábio

**Que partes contém a cavidade oral?**

A cavidade oral inclui os seguintes elementos:

- ✓ Os dois terços anteriores da língua.
- ✓ Pastilha elástica.
- ✓ Mucosa bucal (revestimento interno das bochechas).
- ✓ O pavimento (fundo) da boca por baixo da língua.
- ✓ Palato duro (céu da boca).
- ✓ Trigono retromolar (a pequena área atrás do dente do siso).

O tabagismo e o consumo de álcool podem afetar o risco de cancro do lábio e da cavidade oral. Qualquer coisa que aumente o risco de desenvolver uma doença é chamada de fator de risco. Ter um fator de risco não significa que irá ter cancro. Não ter factores de risco não significa que não irá ter cancro. Se pensa que está em risco, fale com o seu médico.

Os factores de risco para o cancro do lábio e da cavidade oral são os seguintes

- ✓ Utilização de produtos do tabaco.
- ✓ Consumo excessivo de álcool.
- ✓ Exposição prolongada à luz solar natural ou artificial.

Os sintomas do cancro dos lábios e da cavidade oral incluem feridas ou caroços nos lábios ou na boca. Este problema e outros sinais e sintomas podem ser causados por cancro dos lábios e da cavidade oral ou por outras doenças.

***Fale com o seu médico se tiver algum dos seguintes sintomas***

- ✓ Uma ou mais feridas nos lábios ou na boca que não cicatrizam.
- ✓ Um caroço ou espessamento nos lábios ou gengivas ou na boca.
- ✓ Manchas brancas ou vermelhas nas gengivas, na língua ou na mucosa oral.

✓ Hemorragia, dor ou dormência nos lábios ou na boca.

✓ Mudança de voz.

✓ Dentes soltos ou dentaduras que já não servem.

✓ Dificuldade em mastigar ou engolir ou em mover a língua ou o maxilar.

✓ Inchaço do maxilar.

✓ Dor de garganta ou sensação de que algo está preso na garganta.

O cancro do lábio e da cavidade oral pode não apresentar sintomas e, por vezes, é detectado durante um exame dentário regular.

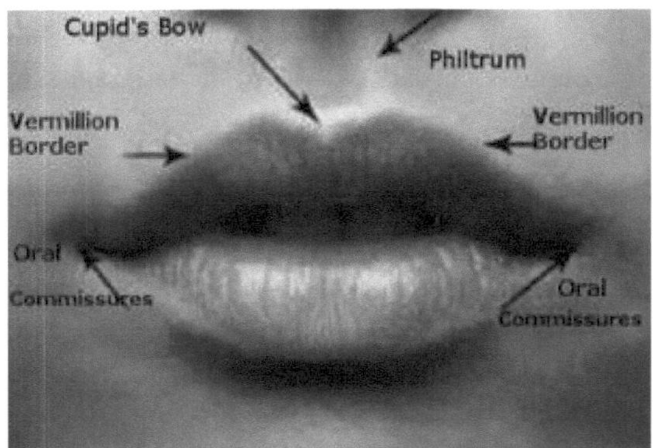


**Figura 32.** Reconstrução do lábio

**Diagnóstico do cancro do lábio e da cavidade oral**

Para além de uma história clínica e de um exame físico minuciosos, os procedimentos de diagnóstico do cancro oral podem incluir um ou mais dos seguintes elementos

✓ A biopsia é um procedimento em que uma amostra de tecido é retirada do corpo. Um patologista examina a amostra ao microscópio para determinar se existe cancro ou outras células anormais. No caso do cancro oral, uma biópsia é frequentemente recolhida da boca sob anestesia local no consultório do médico. Por vezes, as amostras são recolhidas dos gânglios linfáticos do pescoço com uma agulha.

✓ Uma endoscopia pode utilizar um pequeno aparelho de fibra ótica para examinar a garganta e detetar sinais de cancro fora da boca.

✓ Tomografia computorizada (TC) ou ressonância magnética (RM).

Existem métodos não invasivos que tiram fotografias do seu corpo para detetar anomalias que podem não aparecer em exames de imagem normais.

**1- Ultra-sons:** método não invasivo que utiliza ondas sonoras de alta frequência para criar uma imagem dos órgãos internos. No caso do cancro oral, a ecografia pode ser utilizada para examinar ou recolher uma biópsia dos gânglios linfáticos do pescoço.

**2- Tomografia por emissão de positrões (PET):** um método não invasivo que utiliza corantes radioactivos especiais que podem ajudar a detetar o cancro no corpo.


**Como é tratado o cancro do lábio e da cavidade oral?**

O tratamento do cancro da cavidade oral depende do estádio e da gravidade da doença e inclui vários métodos de tratamento. Um dos métodos de tratamento do cancro do lábio e da cavidade oral é a cirurgia, que pode incluir a remoção parcial ou total do tecido do doente e até a remoção de partes próximas. Nos casos em que o médico não pode utilizar outros métodos de tratamento. Este método é utilizado para o tratamento. O tratamento do cancro oral também inclui radioterapia (tratamento com raios X) e quimioterapia (tratamento com medicamentos anti-cancro). Estes dois métodos de tratamento são geralmente utilizados como métodos de tratamento alternativos ou complementares antes ou depois da cirurgia. Se esta doença for detectada precocemente, o cancro da cavidade oral pode ser curado. A melhor forma de prevenir o cancro da cavidade oral é obter um diagnóstico precoce, ter bons cuidados de saúde oral e evitar o tabaco, o fumo e o álcool.

**O cancro do lábio e da cavidade oral pode levar à morte do doente?**

O cancro dos lábios e da cavidade oral é um tipo de cancro que ocorre nestas áreas. Embora esta doença seja grave, se for diagnosticada nas fases iniciais, o seu tratamento é geralmente bem sucedido. Se não for devidamente diagnosticado e tratado, o cancro dos lábios e da cavidade oral pode espalhar-se para outras partes do corpo e causar problemas mais graves. Por conseguinte, mesmo que o cancro do lábio e da cavidade oral seja possível, é perigoso em certos casos, mas com cuidados médicos regulares e tratamento nas fases iniciais, pode ser evitado e ter uma vida saudável.

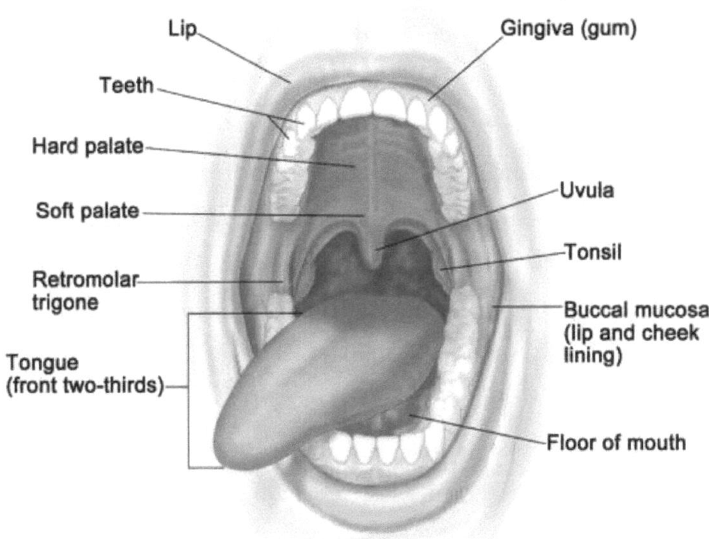


**Figura 33.** Tratamento do cancro do lábio e da cavidade oral

**O cancro do lábio e da cavidade oral necessita de quimioterapia?**

Se for diagnosticado cancro do lábio e da cavidade oral, dependendo do estádio e da disseminação da doença, a quimioterapia pode ser utilizada como um dos métodos de tratamento. Este tratamento é feito através da utilização de medicamentos de quimioterapia para reduzir ou inibir o crescimento das células cancerígenas. O objetivo deste tratamento é ajudar a reduzir o tamanho do tumor e, se o médico considerar que a quimioterapia pode ser adequada para o doente, pode ser utilizada como um dos métodos de tratamento do cancro do lábio e da cavidade oral.

**Osteossarcoma e seus riscos e tratamento**

O osteossarcoma é um cancro do tecido ósseo que é conhecido como um cancro agressivo, especialmente com o risco de se espalhar para os tecidos adjacentes e estes são cancros secundários. As células tumorais primárias migram para outras partes do corpo. No momento do diagnóstico, as metástases são encontradas em 10-20% dos casos. O osteossarcoma pode desenvolver-se em diferentes partes do esqueleto do corpo humano. No entanto, é mais frequente observá-los nas extremidades dos ossos, perto das articulações. O osteossarcoma aparece frequentemente no joelho, na extremidade inferior do fémur ou na extremidade superior da tíbia. Também foram observados nas ancas, nos ombros, na pélvis, nas vértebras, no crânio e na mandíbula.

**Classificação do osteossarcoma**

Os cancros podem ser classificados de acordo com muitos parâmetros, especialmente de acordo com a sua extensão. No campo da medicina, a classificação do osteossarcoma é a seguinte, e este tipo de cancro está dividido em 4 fases:

- ✓ Os passos 1 a 3 estão relacionados com os formulários locais.
- ✓ A fase 4 refere-se a formas metastáticas em que as células cancerígenas migraram para outros tecidos nesta fase do osteossarcoma.

**Qual é a causa do osteossarcoma?**

Tal como muitos outros tipos de cancro, a origem principal do osteossarcoma ainda não é bem conhecida. Até à data, observou-se que o desenvolvimento do osteossarcoma pode ter ocorrido devido às seguintes razões:

- ✓ Retinoblastoma bilateral, um tipo de cancro do olho.
- ✓ A doença de Paget, uma patologia óssea benigna.
- ✓ Síndrome de Li-Fraumeni, uma doença rara que predispõe a vários tipos de tumores.

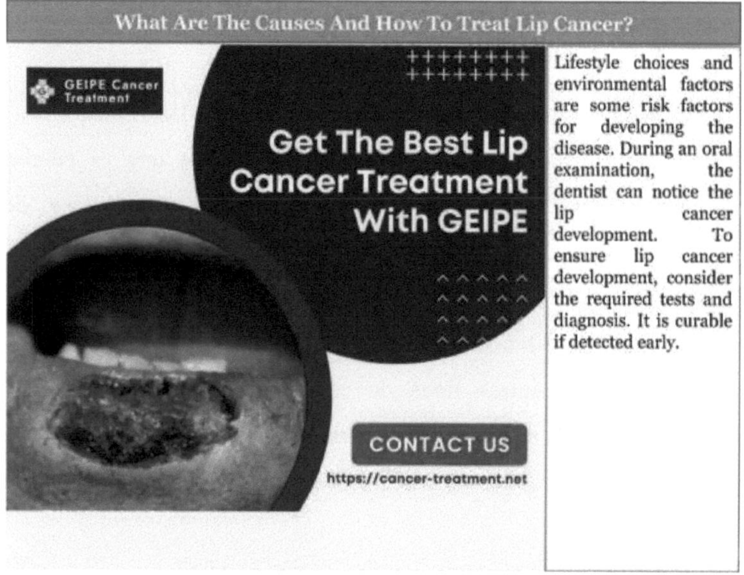


**Figura 34.** Quais são as causas e como tratar o cancro dos lábios através do tratamento do cancro GEIPE?

## Como é que o osteossarcoma é diagnosticado?

Este tipo de osteossarcoma pode ser suspeitado nos casos acima referidos ou perante determinados sintomas clínicos. O diagnóstico pode ser confirmado e verificado através dos seguintes exames:

- ✓ Exames médicos imagiológicos, tais como raios X, tomografia computorizada, ressonância magnética (MRI) e cintigrafia óssea.
- ✓ Biópsia, que envolve a remoção de um pedaço de tecido para análise, especialmente se houver suspeita de osteossarcoma.

## Tratamento do osteossarcoma por quimioterapia

A quimioterapia é utilizada para tratar o osteossarcoma de grau elevado e avançado. A quimioterapia é administrada antes da cirurgia para reduzir o tamanho do tumor e tratar quaisquer células cancerígenas que possam ter começado a espalhar-se pelo corpo. Também é prescrita após a cirurgia do osteossarcoma. Se o tumor não responder à quimioterapia administrada antes da cirurgia, a sua equipa médica pode utilizar uma combinação diferente de medicamentos após a cirurgia. As combinações mais comuns de medicamentos de quimioterapia utilizados para tratar o osteossarcoma são:

✓ Cisplatina e doxorrubicina (Adriamicina).

✓ Alta dose de metotrexato, cisplatina e doxorrubicina no osteossarcoma.

✓ ifosfamida (Ifex), cisplatina e epirrubicina (pharmorubicin).

✓ Cisplatina, doxorrubicina, ifosfamida e metotrexato em dose elevada.

Se o osteossarcoma não responder aos medicamentos anteriormente administrados, ou se recidivar, podem ser utilizados os seguintes medicamentos:

✓ Gemcitabina (Jemzar).

✓ Docetaxel (Taxotere) e gemcitabina.

✓ Ciclofosfamida.

✓ Ciclofosfamida e topotecano (Hycamtin).

✓ Ifosfamida em dose elevada.

✓ ifosfamida, carboplatina (paraplatina, paraplatina AQ) e etoposido.

✓ Alta dose de metotrexato, etoposide e ifosfamida no osteossarcoma.

As combinações de quimioterapia com doses elevadas de metotrexato no osteossarcoma não são frequentemente utilizadas em adultos com 40 anos de idade ou mais. Porque os rins provavelmente não eliminam o medicamento do organismo com a rapidez suficiente, o que pode causar efeitos secundários graves.

Cirurgia para tratar o osteossarcoma

Após a quimioterapia, a cirurgia é utilizada para tratar o osteossarcoma. O tipo de cirurgia a que será submetido depende principalmente da localização do tumor, da dimensão do tumor e da forma como este responde à quimioterapia. O principal objetivo da cirurgia do osteossarcoma é remover todo o tumor juntamente com uma margem de tecido normal à sua volta. A necessidade de remover outros tecidos ou estruturas depende do local onde o cancro se espalhou. Os seguintes tipos de cirurgia podem ser oferecidos para o osteossarcoma:

✓ A ressecção ampla envolve a remoção do tumor ósseo juntamente com uma margem ampla de osso e tecido normal à volta do tumor. Este tipo de cirurgia também é chamado de ressecção em monobloco. Pode ser utilizado para o osteossarcoma da mandíbula, ombro, anca, braço ou perna.

✓ A cirurgia poupadora de membros envolve a remoção do tumor sem remover ou amputar todo o braço ou perna. Os cirurgiões removem todo o tumor e qualquer tecido mole onde o cancro se tenha espalhado. Após este tipo de cirurgia, o órgão é reconstruído com um enxerto de osso e pele. A cirurgia preservadora dos membros pode ser utilizada para o osteossarcoma do braço, da perna e do Yalgen.

✓ A amputação envolve a remoção de parte ou da totalidade do braço ou da perna onde o tumor está localizado. Pode ser utilizada se o osteossarcoma tiver invadido os nervos ou os vasos sanguíneos, ou se o tumor for muito grande. Se o cancro tiver recidivado na mesma área após a cirurgia de preservação do membro, existe a possibilidade de amputação do membro. A maioria dos amputados utiliza membros artificiais após a cirurgia.

**Causa do cancro do ouvido**

As causas exactas deste cancro ainda não são bem conhecidas. No entanto, os factores que aumentam significativamente o risco de cancro do ouvido são bem conhecidos:

✓ Predisposição genética.

✓ Pólipos no nariz e nas orelhas.

✓ Laringite crónica.

✓ Doenças pré-cancerosas.

✓ Eczema crónico no canal auditivo externo.

✓ Consequências da lesão traumática do ouvido.

Tendo em conta que o acesso ao ouvido interno e médio é difícil, o tratamento do cancro do ouvido é um problema conhecido.

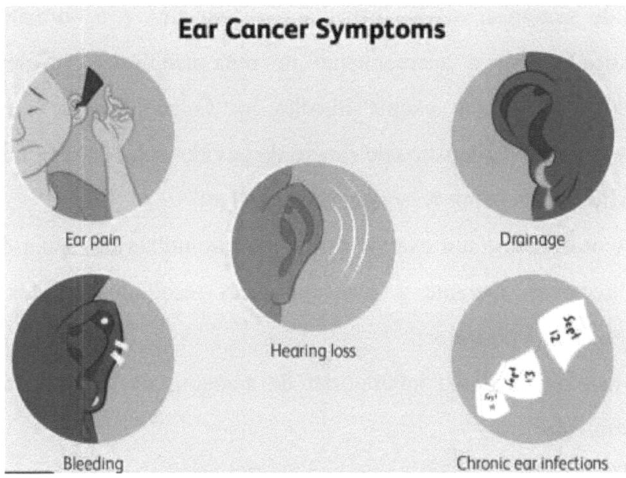


**Figura 35.** Cancro da orelha

**Sintomas do cancro do ouvido**

Os seus sintomas iniciais e problemas de pele podem ser observados durante anos. Os sintomas do cancro do ouvido incluem:

✓ Dor de ouvidos, dor de cabeça.

✓ Comichão constante no canal auditivo.

✓ Secreções serosas, purulentas e mucosas do ouvido.

✓ Um pólipo ou uma úlcera hemorrágica no lavatório ou no aparelho auditivo externo.

✓ Com o melanoma, a pigmentação.

✓ Paralisia do nervo facial.

✓ Gânglios linfáticos aumentados no pescoço.

✓ Em caso de obstrução completa, perda de audição no ouvido afetado.

## Diagnóstico do cancro do ouvido

Existem muitas doenças que se assemelham ao cancro do ouvido em termos de sintomas, o que dificulta o diagnóstico e é normalmente diagnosticado com o aparecimento de uma neoplasia. Apresenta o resultado final de um exame histológico. O conjunto de métodos cognitivos para o diagnóstico do cancro do ouvido inclui os seguintes:

✓ MRI (imagem por ressonância magnética).

✓ A otoscopia é um exame do ouvido que utiliza um feixe de luz direcional. Durante a otoscopia, são recolhidos tecidos para tratamento posterior.

✓ Histologia (exame laboratorial de amostras de tecido tumoral), citologia.

✓ Tomografia computorizada, tomografia por emissão de positrões.

Estes métodos permitem obter uma imagem tridimensional da neoplasia. Estes métodos permitem diagnosticar a doença nas fases iniciais.

## Tipos de cancro do ouvido

De acordo com o local de infeção, o cancro do ouvido externo e médio distingue-se segundo o tipo de crescimento, formas exofíticas e ulcerativas. De acordo com a citologia, o cancro do ouvido pode ser dos seguintes tipos morfológicos

✓ Epitélio celular espinhoso (escamoso).

✓ basalioma (da camada basal da epiderme).

✓ Sarcoma (do tecido conjuntivo).

✓ Melanoma (de células pigmentares).

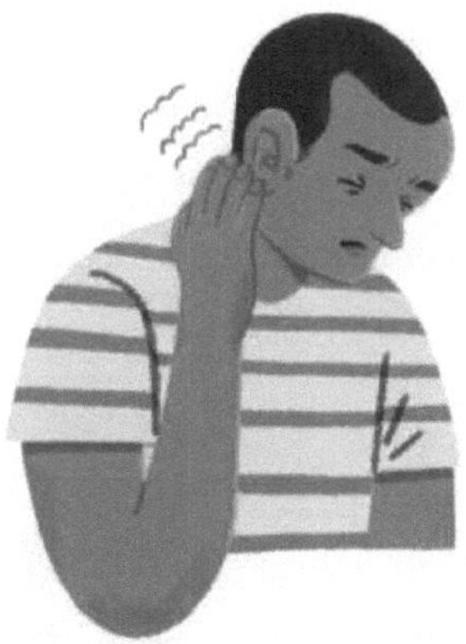


**Figura 36.** Sintomas e tratamentos do cancro da pele do ouvido

**Tratamento do cancro do ouvido**

O cancro do ouvido é uma doença mortal. No entanto, o prognóstico depende inteiramente do estádio em que é descoberto. Se estiver no estádio 1 ou 2, quando a doença é curável, a taxa de sobrevivência atinge os 90%. Nos estádios mais avançados, o cancro do ouvido é incurável e as consequências são muito mais graves. A recuperação sustentada é difícil para os médicos e a mortalidade aumenta. Se o cancro não for tratado, é fatal. Em toda a história da medicina, os cientistas ainda não conseguiram encontrar uma cura para o cancro do ouvido. Por isso, deve começar a lutar logo que apareçam os primeiros sinais, não para pôr a sua saúde a funcionar, mas para a curar completamente. As tácticas de tratamento são individuais e dependem do estado do doente, do procedimento e do quadro citológico. Nos casos operáveis, a cirurgia é o tratamento mais eficaz para uma recuperação completa.

Ao combinar a cirurgia com a quimioterapia e a radioterapia, os cirurgiões removem todas as estruturas do doente, o que aumenta as hipóteses de fracasso do cancro e de sobrevivência. Os medicamentos de quimioterapia são recomendados antes e depois da cirurgia.

- ✓ No primeiro caso: abrandam a reprodução das células atípicas.
- ✓ No segundo caso: previnem a recorrência. A sua principal desvantagem é uma vasta gama de contra-indicações. Além disso, os medicamentos de quimioterapia são utilizados apenas após a determinação da morfologia do tumor.

Se o cancro for inoperável e houver poucas possibilidades de recuperação, é prescrito um tratamento paliativo. Este método não pode impedir a progressão da doença nem ajudar a eliminá-la, mas ajuda a reduzir o estado do doente. O medicamento de primeira linha nestas condições são os analgésicos opiáceos. Não são utilizados outros medicamentos para aliviar a dor dos doentes com cancro.

**Prevenção do cancro do ouvido**

Os cientistas descobriram que um terço dos doentes morre de cancro do ouvido devido à má qualidade de vida. Para evitar a progressão da doença e prevenir problemas de saúde, recomenda-se:

- ✓ Respeitar o regime de trabalho e de repouso.
- ✓ Controlo da qualidade e da duração do sono.
- ✓ Ter um estilo de vida saudável.
- ✓ Coma vegetais e frutas frescas em quantidade suficiente.

✓ Limitar ou eliminar completamente o stress mental e emocional.

Apesar da simplicidade destas recomendações, elas ajudam a apoiar o sistema imunitário e a proteger contra problemas.

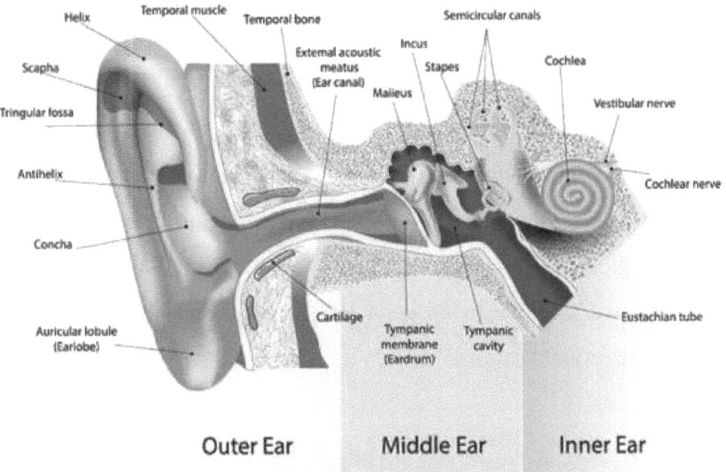


**Figura 37.** Sintomas do cancro do ouvido

## O que é o cancro retinoblastoma e como é causado?

O cancro começa quando as células começam a crescer fora de controlo. As células de quase todas as partes do corpo podem tornar-se cancerosas e espalhar-se para outras áreas. O retinoblastoma é um cancro que começa na retina, a parte de trás do olho. Este é o tipo de cancro ocular mais comum nas crianças. Raramente, as crianças podem ter outros tipos de cancro do olho, como o meduloepitelioma, brevemente descrito abaixo, ou o melanoma ocular (do olho). Para compreender o cancro do retinoblastoma, é útil saber como funcionam as partes do olho.

## Como se desenvolve o cancro do retinoblastoma?

Os olhos começam a desenvolver-se antes do nascimento. Nas fases iniciais do desenvolvimento, os olhos têm células chamadas retinoblastos que se multiplicam para criar novas células que preenchem a retina. A certa altura, estas células param de se multiplicar e tornam-se células retinianas maduras.

Raramente acontece alguma coisa neste processo. Em vez de amadurecerem, alguns retinoblastos continuam a crescer fora de controlo e formam um cancro chamado retinoblastoma. A cadeia de acontecimentos intracelulares que leva ao cancro do retinoblastoma é complexa, mas começa quase sempre com uma alteração no gene RB1. O gene RB1 normal ajuda a evitar que as células cresçam fora de controlo, mas uma alteração no gene impede-o de funcionar. Dependendo de quando e onde a alteração no gene RB1 ocorre, pode levar a 2 tipos diferentes de retinoblastomas.

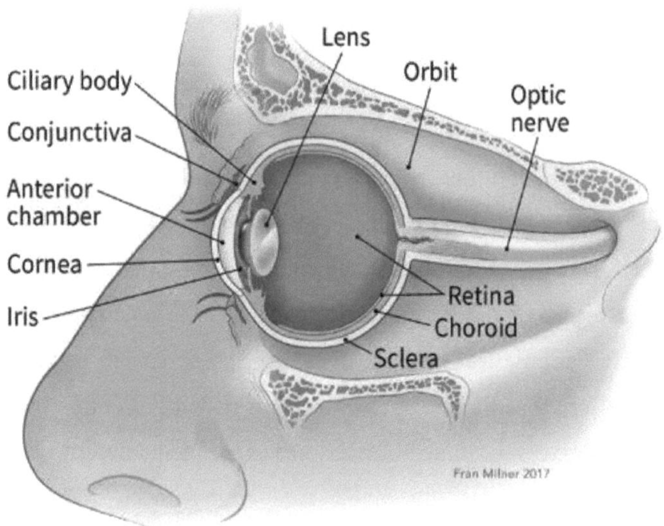


**Figura 38.** O que é retinoblastoma?

**O efeito das características genéticas no cancro do retinoblastoma**

✓ O retinoblastoma foi o primeiro tumor a ser diretamente ligado a uma anomalia genética.

✓ A RB1 codifica a proteína pRb, que desempenha um papel fundamental no ciclo celular.

✓ Permite a replicação do ADN e a progressão do ciclo celular. Porque participa no controlo da transcrição dos genes da fase S.

✓ Para além do retinoblastoma, o gene RB1 está inactivado nos cancros da bexiga, da mama e do pulmão.

**Cancro hereditário do retinoblastoma**

As crianças com cancro do retinoblastoma hereditário são diagnosticadas numa idade mais jovem do que os casos esporádicos. Além disso, o risco de outros cancros não oculares aumenta nestas crianças. Porque a anomalia no gene RB1 é congénita e afecta todas as células do corpo, incluindo as células de ambos os olhos. células, retinas. Por esta razão, as crianças com a forma hereditária têm frequentemente retinoblastoma em ambos os olhos em vez de num só.


**Quais são os sintomas do cancro do retinoblastoma?**

O sintoma mais comum e mais claro do cancro do retinoblastoma é o aparecimento anormal da pupila, que tem uma cor branco-acinzentada devido ao impacto do feixe de luz. Outros sinais e sintomas incluem: diminuição da visão, dor e vermelhidão nos olhos e atraso no crescimento. Algumas crianças com cancro do retinoblastoma podem desenvolver estrabismo. Noutros casos, é possível encontrar glaucoma neovascular, que pode fazer com que o olho aumente de tamanho ao fim de algum tempo. As células cancerosas podem ainda invadir o olho e outras estruturas:

**1- Retinoblastoma intraocular:** Quando o tumor está completamente dentro do olho, o cancro retinoblastoma pode ser definido como intraocular. A neoplasia é observada apenas na retina, ou afeta outras partes como a coroide, o corpo ciliar e parte do nervo ótico. Por conseguinte, o retinoblastoma intraocular não se espalhou para os tecidos circundantes fora do olho.

**2- Cancro extraocular do retinoblastoma:** O cancro pode crescer e afetar o tecido à volta do olho. O cancro pode também espalhar-se para outras áreas do corpo, como o cérebro, a coluna vertebral, a medula óssea e os gânglios linfáticos.

**Diagnóstico do cancro do retinoblastoma**
- ✓ Ultrassom orbital.
- ✓ TAC ou RMN.

Por vezes, a cintilografia óssea, a aspiração e biópsia da medula óssea, a punção lombar, se houver suspeita do diagnóstico, ambos os fundos devem ser cuidadosamente examinados com oftalmoscopia indireta com as pupilas dilatadas e a criança sob anestesia geral. Os tumores aparecem na retina como saliências únicas ou múltiplas de cor branco-acinzentada. A origem do tumor pode ser visível no vítreo.

O diagnóstico de cancro do retinoblastoma é normalmente confirmado por ecografia orbitária, ressonância magnética ou TAC. Em quase todos os tumores, a TC pode mostrar calcificação. No entanto, se o nervo ótico parecer anormal durante a oftalmoscopia, a RM é preferida para procurar a extensão do tumor para o nervo ótico ou para a coroide. Se houver suspeita de extensão do nervo ótico ou de invasão extensa da coroideia, deve ser efectuada uma punção lombar e uma RMN cerebral para avaliar a existência de metástases. Como as metástases à distância são raras, a avaliação da medula óssea e a cintigrafia óssea podem ser consideradas para os doentes com sintomas ósseos .

As crianças com um pai ou irmão com historial de retinoblastoma devem ser avaliadas por um oftalmologista imediatamente após o nascimento e, posteriormente, de 4 em 4 meses até aos 4 anos de idade. Os doentes com retinoblastoma necessitam de testes genéticos moleculares e, se for identificada uma mutação na linha germinal, os pais devem ser testados para a mesma mutação. Se a geração seguinte de pais for portadora da mutação na linha germinal, devem ser efectuados os mesmos testes genéticos e exames oftalmológicos regulares. As sondas de ADN recombinante podem ajudar a identificar portadores assintomáticos.

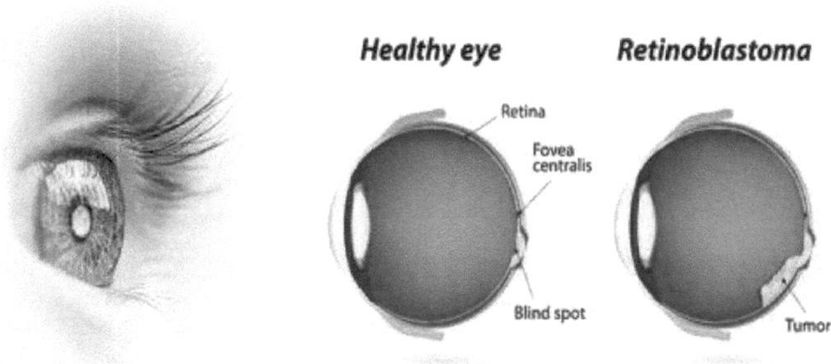


**Figura 39.** Retinoblastoma

**Tratamento do cancro do retinoblastoma**

O objetivo do tratamento do cancro do retinoblastoma é tentar preservar a visão o melhor possível. A equipa de tratamento deve incluir um oftalmologista pediátrico com experiência em retinoblastoma, um oncologista pediátrico e um radiologista. O retinoblastoma unilateral avançado é removido por inoculação de esfera, removendo o máximo possível do nervo ótico. Para os doentes com cancro bilateral, a visão pode normalmente ser preservada. As opções incluem fotocoagulação bilateral, quimioterapia intra-arterial ou enucleação unilateral e fotocoagulação, crioterapia e radioterapia para o outro olho. A radioterapia é efectuada com radiação de feixe externo ou, no caso de tumores muito pequenos, com braquiterapia.

A quimioterapia sistémica, como a carboplatina, o etoposido e a vincristina, ou com ciclofosfamida e vincristina, pode ser útil para reduzir o tamanho de tumores grandes, para permitir outras terapias adicionais contra o cancro que sejam bilaterais, ou para tratar cancros que se tenham espalhado para fora do olho. No entanto, a quimioterapia por si só raramente pode curar este tumor. Recomenda-se um exame oftalmológico de ambos os olhos em intervalos de 2-4 meses e, se necessário, um novo tratamento.

**O que é um ependimoma?**

Refere-se a um tipo de tumor que cresce no cérebro ou na medula espinal. O ependimoma começa nas células ependimárias do cérebro e da medula espinal, que revestem as vias através das quais circula o líquido cefalorraquidiano que alimenta o cérebro. De facto, são tumores cancerosos que crescem no cérebro ou em qualquer parte da coluna vertebral, incluindo o pescoço e a parte superior e inferior das costas. Começam por se formar nas células ependimárias no meio da medula espinal e nos espaços cheios de líquido no cérebro, chamados ventrículos. Ao contrário de outros tipos de cancro, os ependimomas não costumam espalhar-se para outras partes do corpo, mas podem espalhar-se para mais do que uma área do cérebro e da medula espinal. Nas crianças, é provável que estes tumores recidivem após o tratamento. O pandimoma pode ocorrer em qualquer idade, mas é mais comum em crianças pequenas. O ependimoma, que ocorre em adultos, ocorre maioritariamente na medula.

**Sintomas do ependimoma**

✓ Dor de cabeça e convulsões em crianças.

✓ Fraqueza na parte do corpo que é controlada pelos nervos afectados pelo tumor.

✓ Cabeça demasiado grande nas crianças.

As pessoas com ependimoma no cérebro podem ter o seguinte

✓ Convulsões ou dores de cabeça frequentes.

✓ Perda de equilíbrio.

✓ Visão turva

✓ Náuseas.

✓ Vómito.

✓ Tonturas

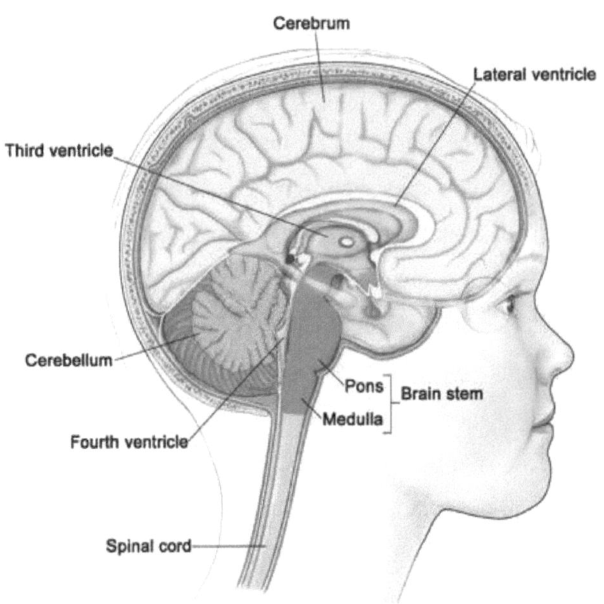


**Figura 40.** Ependimoma na infância

As pessoas com ependimoma na coluna vertebral podem ter o seguinte

✓ Dores de costas ou de pescoço.

✓ Dormência e fraqueza nos braços, pernas ou tronco.

✓ Problemas sexuais e problemas urinários ou intestinais.

**Tipos de tratamentos para o ependimoma**

Existem muitas formas de tratar o ependimoma. Cada uma destas formas tem os seus próprios riscos. A cirurgia ao cérebro sempre foi uma operação que provoca nervosismo, mas um especialista competente pode tratar disso. A radioterapia, a quimioterapia, a radiocirurgia, a terapia com fármacos e muitas outras formas que esperamos venham a ser estabelecidas o mais rapidamente possível devido ao progresso da ciência. Todos estes métodos induzem ansiedade, mas com a consciencialização, estas preocupações diminuem gradualmente.

**Cirurgia do ependimoma**

A cirurgia é o primeiro tratamento para o ependimoma, mas para os tumores mais agressivos ou para os tumores que não podem ser completamente removidos com a cirurgia, são também recomendados tratamentos adicionais, como a radiação ou a quimioterapia. O objetivo da cirurgia é remover todo o tumor, mas, por vezes, o ependimoma está localizado perto do tecido sensível do cérebro ou da coluna vertebral, o que torna a cirurgia muito perigosa. Se o tumor for grande ou tiver muitos sintomas, o médico pode sugerir uma cirurgia com instrumentos pequenos. No caso dos tumores da coluna vertebral, o cirurgião efectua uma pequena incisão na medula espinal para remover o tumor. No caso dos tumores cerebrais, o cirurgião retira parte do crânio e corta um pequeno pedaço de tecido cerebral, examinando depois as células ao microscópio.

Se forem encontradas células cancerígenas durante a mesma cirurgia, é removida a maior parte possível do tumor. Na maioria das vezes, os tumores podem ser removidos facilmente e sem efeitos secundários. Se todo o tumor de ependimoma for removido durante a cirurgia, é possível que não seja necessário qualquer tratamento adicional. Se uma parte do tumor permanecer, o neurocirurgião pode considerar outra operação para remover o resto do tumor. Tratamentos adicionais, como a radioterapia, podem ser considerados para tumores mais agressivos ou se o tumor não puder ser completamente removido.

### Radioterapia do apendicite

Neste método, são utilizados raios de alta energia, como os raios X ou os protões, para destruir as células cancerígenas, sendo os raios dirigidos para pontos precisos do cérebro. A radioterapia pode ser administrada após a cirurgia para ajudar a prevenir a recorrência de tumores mais agressivos, ou se os neurocirurgiões não conseguirem remover completamente o tumor. Naturalmente, a radiação é mais perigosa para crianças com menos de 3 anos de idade. Porque aumenta a possibilidade de problemas de crescimento e desenvolvimento da doença e da sua recorrência. Se o doente for uma criança, não se esqueça de falar com o médico sobre a melhor opção de tratamento. A radioterapia de intensidade modulada e a terapia de protões são tipos de radioterapia que permitem aos médicos administrar com precisão a radioterapia para um ependioma e realizar técnicas especializadas que podem garantir que a radiação penetra nas células cancerígenas. e protege o tecido saudável circundante, tanto quanto possível.

### Quimioterapia de epandyoma

Os medicamentos utilizados na quimioterapia destroem as células cancerígenas. A quimioterapia não é muito eficaz na maioria dos casos de ependimoma e está reservada para situações especiais, como quando o tumor volta a crescer apesar da cirurgia e da radioterapia.

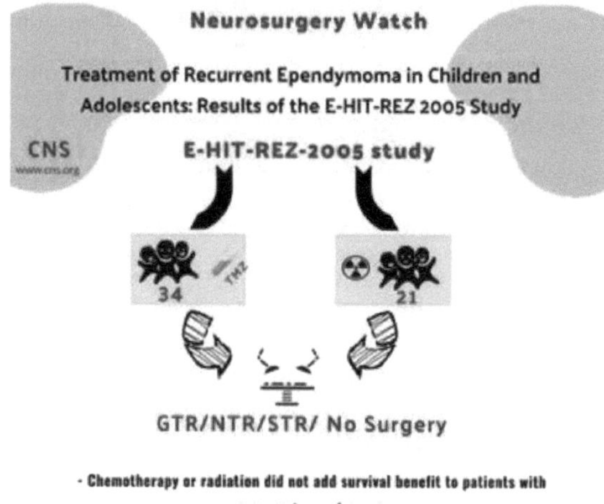



**Figura 41.** Terapia local e sistémica do ependimoma recorrente em crianças e adolescentes

## Radiocirurgia de apendicite

Tecnicamente, a radiocirurgia estereotáxica é um tipo de radioterapia e, neste método, vários feixes de radiação são focados na área desejada para destruir as células tumorais. A radiocirurgia é por vezes utilizada quando o ependimoma reaparece após a cirurgia e a radioterapia.

## Tratamento medicamentoso direcionado da apendicite

Estão a ser testados medicamentos especiais para o ependioma que atacam as células cancerígenas. Estes podem causar menos danos às células saudáveis próximas do que outros tipos de tratamento.

## Testes e métodos utilizados para diagnosticar o ependimoma

1- **Exame neurológico:** Durante o exame neurológico, o médico interroga-o sobre os sinais e sintomas que apresenta. Verifica a visão, a audição, o equilíbrio, a coordenação, a força e os reflexos. Os problemas numa ou mais destas áreas podem fornecer pistas sobre a parte do cérebro afetada pelo tumor cerebral.

**2- Exames de imagiologia:** podem ajudar os médicos a determinar a localização, o tamanho e o diagnóstico de um tumor cerebral, como a ressonância magnética e a angiografia por ressonância magnética. Uma vez que o ependimoma pode ocorrer tanto no cérebro como na medula espinal. O ependimoma apresenta-se geralmente como um tumor bem definido
massa em exames imagiológicos.

**3- Extração do líquido cefalorraquidiano para análise (punção lombar):** Este método, também designado por punção lombar, consiste em colocar uma agulha entre dois ossos na parte inferior da coluna vertebral para retirar o líquido que se encontra à volta da medula espinal. Este líquido é analisado para procurar células tumorais ou outras anomalias.

**4- Biópsia:** A única forma de ter a certeza de que o tumor é um ependimoma é colocar um pequeno pedaço ao microscópio para procurar células cancerígenas. Isto é feito durante a cirurgia. Permite também ao médico diagnosticar o tipo e o grau do tumor.

**Quais são os graus do ependimoma?**
Os tumores primários do SNC são classificados com base na localização do tumor, no tipo de tumor, na extensão da disseminação do tumor, nos achados genéticos, na idade do doente e no tumor residual após a cirurgia, se esta for possível. Os ependimomas são divididos em três categorias com

base nas suas características. Os testes moleculares são utilizados para ajudar a identificar subtipos que se correlacionam com a localização e as características da doença.

**1- Ependimoma de primeiro grau:** tumores de baixo grau em que as células tumorais crescem lentamente e incluem o subependimoma e o ependimoma mixopapilar. Ambos são mais comuns em adultos do que em crianças. Os tumores mixopapilares desenvolvem-se geralmente na coluna vertebral.

**2- Ependimoma de grau II:** São tumores de baixo grau e podem desenvolver-se no cérebro ou na coluna vertebral.

**3- Ependimoma de grau 3 ou maligno (canceroso):** são tumores que crescem rapidamente e incluem o ependimoma anaplásico e ocorrem frequentemente no cérebro, mas também podem ocorrer na coluna vertebral.

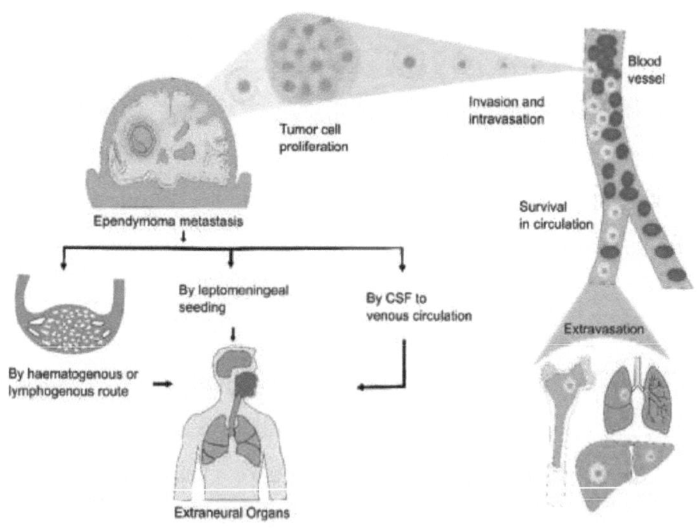

**Figura 42.** Uma visão das características fisiopatológicas

**Causas do ependimoma**

O cancro é uma doença genética e é causado por certas alterações nos genes que controlam a função das nossas células. Os genes podem sofrer mutações e alterações em muitos tipos de cancro, o que pode aumentar o crescimento e a disseminação das células cancerígenas. A causa do ependimoma é desconhecida. Claro que ter a doença genética Noor e fibromatose tipo 2 aumenta a possibilidade de desenvolver ependimoma.

**Onde se forma um ependimoma?**

O ependimoma pode desenvolver-se em qualquer parte do sistema nervoso central ou SNC. O ependimoma ocorre frequentemente perto dos ventrículos do cérebro e do canal central da medula espinal. Em casos raros, o ependimoma pode desenvolver-se fora do sistema nervoso central ou SNC, como nos ovários. O ependimoma surge a partir de células ependimárias chamadas células gliais radiais. As células do apêndice são um dos três tipos de células gliais que sustentam o SNC.

**Um ependimoma pode propagar-se?**

O ependimoma raramente se dissemina para fora do SNC, mas pode disseminar-se para outras áreas do SNC através do líquido cefalorraquidiano (LCR).

**Complicações do ependimoma**

Se tiveres um ependimoma, podes ter efeitos secundários a longo prazo relacionados com o tratamento do tumor. Podem demorar semanas ou meses a aparecer. Problemas físicos, como dores de cabeça e fadiga, ou problemas emocionais, como depressão. As crianças também podem ter atrasos de aprendizagem ou de desenvolvimento. A maioria das pessoas tratadas para ependimoma vive 5 anos ou mais. Este valor é um pouco menor para as crianças com menos de 19 anos de idade. O recrescimento do ependimoma após o tratamento, especialmente em crianças, não é invulgar. Se voltar a aparecer, é normalmente no mesmo sítio que o tumor principal e a pessoa precisa de exames regulares.


**Inchaço dos gânglios linfáticos, sintomas, diagnóstico e métodos de tratamento**

Ocorre normalmente como resultado de uma infeção bacteriana ou viral, como o VIH ou a mononucleose, ou de uma doença do sistema imunitário, como o lúpus ou a artrite reumatoide. Nódulos duros, fixos e de crescimento rápido podem indicar cancro ou linfoma, mas raramente, gânglios linfáticos inchados causados por cancro. Em geral, os gânglios linfáticos inchados são um sinal de que o seu sistema imunitário está a combater uma infeção ou doença. Os gânglios linfáticos desempenham um papel vital na capacidade do seu corpo para combater infecções. Funcionam como filtros, capturando vírus, bactérias e outros agentes patogénicos antes de poderem infetar outras partes do corpo. Os gânglios linfáticos também armazenam glóbulos brancos chamados linfócitos, que estão prontos para combater doenças e infecções. As áreas comuns onde os gânglios linfáticos podem ficar inchados incluem o pescoço, debaixo do queixo, acima da clavícula, em ambos os lados do pescoço, debaixo das axilas e na virilha. Em alguns casos, o tempo e uma compressa quente podem ser tudo o que precisa para tratar os gânglios linfáticos inchados. Se a infeção causar inchaço dos gânglios linfáticos, o tipo de tratamento é determinado de acordo com a causa do inchaço.

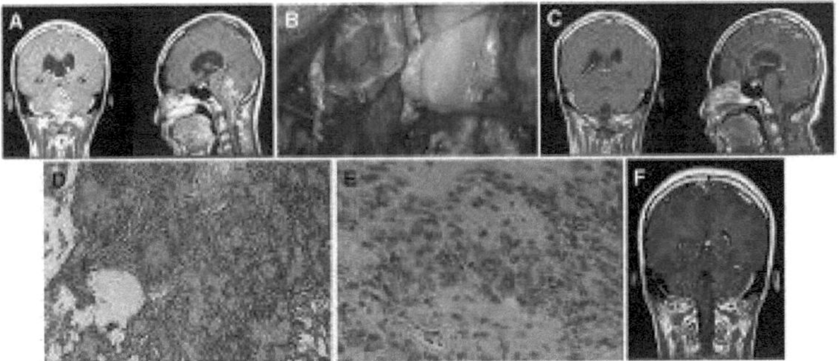

**Figura 43.** Ependimoma Anaplásico da Fossa Posterior em Adulto

## Sintomas de gânglios linfáticos inchados

O sistema linfático do corpo é constituído por um conjunto de órgãos, vasos e gânglios linfáticos, que existem em todo o corpo, estando a maior parte deles localizados na cabeça e no pescoço. Muitos gânglios linfáticos estão localizados na zona da cabeça e do pescoço. Os gânglios linfáticos, que estão frequentemente inchados, encontram-se nesta zona, bem como nas axilas e virilhas. Existem também 600 gânglios linfáticos noutros locais do corpo, incluindo:

- ✓ Mandíbula
- ✓ Peito.
- ✓ Barriga
- ✓ pernas.

Os gânglios linfáticos inchados são um sinal de que algo está errado algures no seu corpo.

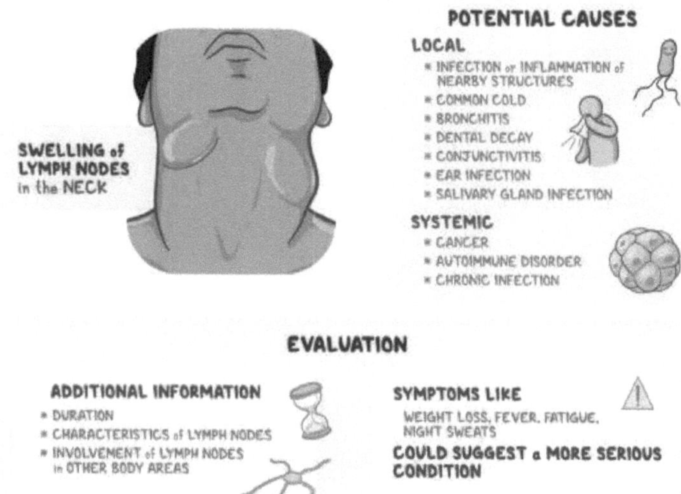


**Figura 44.** Linfadenopatia cervical

Quando os gânglios linfáticos começam a ficar inchados, apresenta os seguintes sintomas

- ✓ Sensibilidade e dor nos gânglios linfáticos.
- ✓ Corrimento nasal.
- ✓ Dor de garganta.
- ✓ Febre.
- ✓ Infeção do trato respiratório superior.
- ✓ Febre.
- ✓ Suores noturnos durante mais de 3 ou 4 dias.
- ✓ Sentir-se quente e a tremer.

***Como e quando se deve consultar um médico por causa de gânglios linfáticos inchados?***

- ✓ Se o inchaço dos gânglios linfáticos for causado sem razão aparente.
- ✓ Se os gânglios linfáticos continuarem a aumentar.

✓ O inchaço é duro ou borrachudo.

✓ Se tem febre persistente, suores noturnos ou perda de peso inexplicável.

✓ Dificuldade em engolir ou respirar.

✓ Quando os gânglios linfáticos permanecem inchados durante mais de 5 dias nas crianças ou 2 a 4 semanas nos adultos.

✓ Quando a área à volta das glândulas fica vermelha ou roxa, se sente calor ou se vê pus.

✓ Inchaço no braço ou na virilha.

**Causas do inchaço dos gânglios linfáticos**

Os gânglios linfáticos são um conjunto de células pequenas, redondas ou em forma de feijão. Diferentes tipos de células do sistema imunitário incluem os gânglios linfáticos internos. Estas células especializadas filtram o fluido linfático à medida que este passa pelo corpo e protegem-no, eliminando os invasores. Os gânglios linfáticos localizam-se sobretudo no pescoço, debaixo do queixo, nas axilas e nas virilhas. A localização dos gânglios linfáticos inchados pode ajudar a identificar a causa subjacente. Os gânglios linfáticos aumentam de tamanho à medida que mais células sanguíneas chegam para combater a infeção invasora. Por conseguinte, acumulam-se e causam pressão e inchaço. Muitas vezes, os gânglios linfáticos inchados encontram-se perto do local da infeção. Isto significa que, por exemplo, uma pessoa com faringite estreptocócica pode desenvolver gânglios linfáticos inchados no pescoço. A causa mais comum de gânglios linfáticos inchados é uma infeção, especialmente uma infeção do trato respiratório superior e uma infeção viral como uma constipação, que demora 10 a 14 dias a desaparecer completamente. Quando se sentir melhor, o inchaço deve diminuir, embora possa demorar mais algumas semanas a desaparecer completamente.

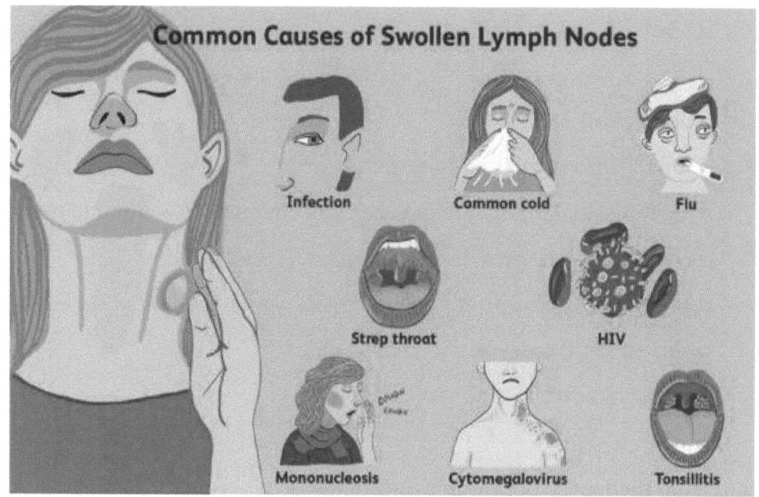


**Figura 45.** Causas de nódulos no pescoço

As possíveis causas de gânglios linfáticos inchados são as seguintes

**1- Infecções comuns:**

✓ Dor de garganta estreptocócica.

✓ Gripe.

**2- Infecções sinusais:**

✓ Sarampo.

✓ Infeção do ouvido.

✓ Infeção do dente (abcesso).

✓ Mononucleose.

✓ Infecções da pele ou de feridas, como a celulite.

✓ O vírus da imunodeficiência humana (VIH) é o vírus que causa a SIDA.

**3- Infecções invulgares:**

✓ Tuberculose.

**4- Algumas infecções sexualmente transmissíveis, como a sífilis:**

✓ Toxoplasmose: Uma infeção parasitária causada pelo contacto com as fezes de um gato infetado ou pela ingestão de carne mal cozinhada.

✓ Febre da arranhadela do gato: Infeção bacteriana causada pela arranhadela ou mordedura do gato Infeção viral.

Os vírus comuns podem causar inchaço nos gânglios linfáticos das axilas. Estes incluem a gripe, a constipação comum e a mononucleose. As infecções virais mais graves que podem causar gânglios linfáticos aumentados incluem o herpes, a rubéola e o VIH. Estes vírus também podem provocar o aumento dos gânglios linfáticos no pescoço. Em muitos casos, o repouso, os líquidos e o tempo são as únicas coisas que pode fazer para ajudar o seu sistema imunitário a combater o vírus.

**Infeção bacteriana**

Algumas infecções bacterianas comuns do braço ou da parede torácica, incluindo o estafilococo e o estreptococo, podem provocar o aumento dos gânglios linfáticos nas axilas e noutras partes do corpo. Normalmente, os antibióticos e o repouso são suficientes para debelar a infeção bacteriana.

**Doenças do sistema imunitário**

**1- Lúpus:** doença inflamatória crónica que afecta as articulações, a pele, os rins, as células sanguíneas, o coração e os pulmões.

**2- Artrite reumatoide:** É uma doença inflamatória crónica que danifica a sinóvia, que é o mesmo tecido que cobre as articulações.

**Cancros**

**1- Linfoma:** Cancro que tem origem no sistema linfático.

**2- Leucemia:** cancro dos tecidos hematopoiéticos do organismo, incluindo a medula óssea e o sistema linfático.

**3- Outros cancros que se espalharam para os gânglios linfáticos (metástases):**

Outras causas possíveis, mas raras, incluem a toma de certos medicamentos, como o medicamento anticonvulsivo fenitoína (Dilantin) e medicamentos preventivos para a malária.

**Medicamentos**

Em casos raros, alguns medicamentos podem causar inchaço dos gânglios linfáticos. Incluindo:

- ❖ Inibidores da ECA, bloqueadores beta e vasodilatadores para o tratamento da tensão arterial elevada.
- ❖ Medicamentos anticonvulsivos, incluindo fenitoína e primidona.
- ❖ Medicamentos antimaláricos, incluindo quinidina.
- ❖ Redutores de ácido úrico, como o alopurinol.
- ❖ Mudar o medicamento ou ajustar a dose pode ser suficiente para reduzir os efeitos secundários, como o aumento dos gânglios linfáticos.

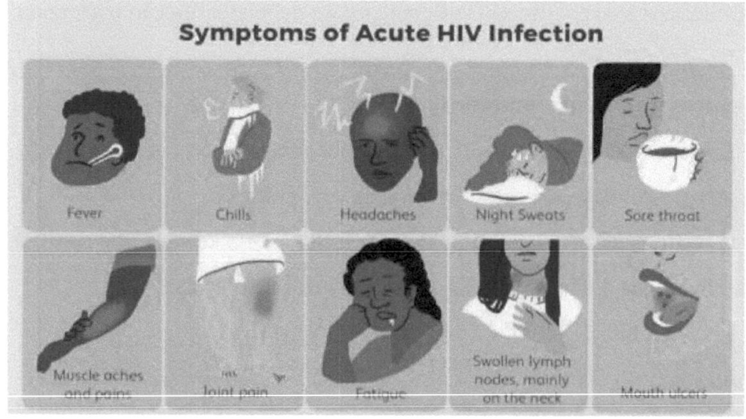


**Figura 46.** VIH e gânglios linfáticos inchados

106

**Como é que os gânglios linfáticos inchados são diagnosticados?**

Os gânglios linfáticos inchados não são uma doença, mas sim um sintoma. Normalmente, o seu diagnóstico significa determinar com exatidão a causa do inchaço. Para além de um exame físico regular e da revisão da história clínica, o seu médico irá avaliar os seus gânglios linfáticos inchados para:

✓ Tamanho.

✓ Dor ou sensibilidade ao toque.

✓ Inchaço duro ou mole.

✓ Acasalamento (ligado ou separado).

✓ A área afetada pela doença.

Os médicos só se preocupam com os gânglios linfáticos inchados quando estes aumentam de tamanho sem razão aparente. Por isso, se tiver uma área grande e inchada, mas não se sentir doente e não tiver tido recentemente uma constipação, gripe, infeção respiratória superior ou infeção cutânea, consulte o seu médico para fazer mais exames, como análises ao sangue, exames de imagem ou uma biopsia.

**Exames necessários para o diagnóstico de gânglios linfáticos inchados**

❖ **Ultra-sons:** são utilizadas ondas sonoras de alta frequência para permitir ao médico ver o que está a acontecer no seu corpo.

❖ **Ressonância magnética (MRI):** utiliza ondas de rádio para criar imagens pormenorizadas dos seus órgãos e tecidos.

❖ **Biopsia:** Neste método, o tecido dos gânglios linfáticos é removido e examinado ao microscópio. Um teste minimamente invasivo que envolve a utilização de instrumentos finos, semelhantes a agulhas, para remover uma amostra de células dos gânglios linfáticos.

❖ **PET scan:** Este método analisa a atividade química em partes do corpo e pode ajudar a identificar várias doenças, como alguns tipos de cancro, doenças cardíacas e perturbações cerebrais.

❖ **Tomografia computorizada:** Radiografia.

**Como são tratados os gânglios linfáticos inchados?**

Se os gânglios linfáticos inchados se encontrarem apenas numa área do corpo, chama-se gânglios linfáticos inchados localizados. Nestes casos, não há necessidade de tratamento. A doença apenas segue o seu curso e os gânglios voltam gradualmente ao seu tamanho normal. Para algumas infecções, o médico pode prescrever um antiviral ou um antibiótico e um anti-inflamatório. Quando os gânglios linfáticos inchados se encontram em duas ou mais áreas, é normalmente um sinal de uma doença sistémica mais grave no seu corpo. Estas doenças incluem:

✓ Doenças auto-imunes como o lúpus e a artrite reumatoide.

✓ Toxoplasmose.

✓ Infecções sexualmente transmissíveis, como o VIH ou a sífilis.

✓ Infecções bacterianas, como a doença de Lyme e a febre tifoide.

✓ Infecções virais como o sarampo.

✓ Cancros como o linfoma ou a leucemia.

Estas doenças requerem tratamentos mais agressivos durante um período de tempo mais longo. Os gânglios linfáticos inchados podem não voltar ao seu tamanho normal antes do tratamento.

**Como reduzir a dor causada pelos gânglios linfáticos inchados?**

Com os gânglios linfáticos inchados, pode sentir um pouco de dor e sensibilidade. Experimente compressas quentes e analgésicos de venda livre, como aspirina, naproxeno, ibuprofeno e aspirina. Estes tratamentos não encolhem os nódulos, mas ajudam a aliviar a dor temporariamente até que o corpo consiga combater a infeção ou a doença.

**Contagiosidade dos gânglios linfáticos inchados**

Os gânglios linfáticos em si não são contagiosos, mas são contagiosos se forem causados por uma infeção ou doença contagiosa.

**Prevenir o inchaço dos gânglios linfáticos?**

De acordo com os estudos, não é necessário prevenir o inchaço dos gânglios linfáticos. Porque mostra como lidar com infecções no seu corpo, mas para evitar o inchaço dos gânglios linfáticos sem motivo, observe o seguinte:

- ✓ Lavar as mãos corretamente.
- ✓ Evitar tocar nos olhos e no nariz.
- ✓ Afastar-se das pessoas que estão doentes.
- ✓ Desinfecte as superfícies da sua casa ou local de trabalho.
- ✓ Sono adequado, alimentação saudável e exercício físico.
- ✓ Beber muita água para evitar a desidratação.

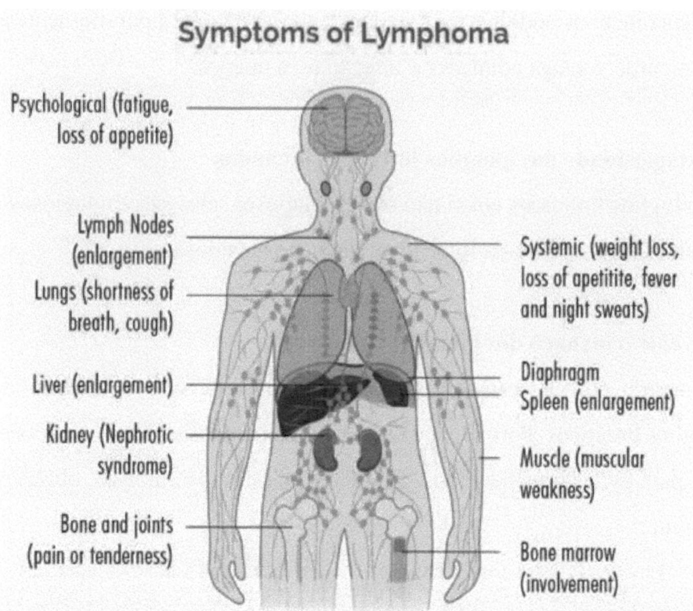


**Figura 47.** Gânglios linfáticos inchados: Como é que a Ayurveda pode ajudar?

**Quando é que me devo preocupar com gânglios linfáticos inchados?**

A maioria dos gânglios linfáticos inchados não é motivo de preocupação e desaparece à medida que a infeção desaparece, mas consulte o seu médico se tiver algum dos seguintes sintomas, que podem indicar um problema mais grave:

- ✓ Gânglios linfáticos com mais de 1 polegada de diâmetro.
- ✓ Nódulos muito dolorosos, duros e fixos na pele, ou que estão a crescer rapidamente.
- ✓ Nódulos que drenam pus ou outro material.
- ✓ Sintomas como perda de peso, suores noturnos, febre prolongada, fadiga, dificuldade em respirar.

✓ Nódulos inchados perto da clavícula ou da parte inferior do pescoço.

✓ Pele vermelha ou inflamada sobre os gânglios linfáticos inchados.

**Prevenção do inchaço dos gânglios linfáticos**

✓ Manter uma boa higiene oral para ajudar a manter os dentes e as gengivas saudáveis.

✓ Lavar as mãos regularmente.

✓ Vacinar-se contra doenças como o herpes-zóster, a tuberculose e a gripe.

✓ Evite partilhar alimentos, bebidas ou objectos pessoais, como toalhas, com pessoas que tenham uma infeção contagiosa, como a mononucleose ou uma constipação.

✓ Utilizar preservativos ou outros métodos de barreira durante a atividade sexual.

✓ Se ocorrer uma reação adversa ou alérgica, pergunte ao seu médico sobre a possibilidade de mudar de medicamento.

✓ Evite o contacto com gatos selvagens ou permitir que os seus gatos domésticos andem à solta no exterior.

**Como verificar o inchaço dos gânglios linfáticos axilares**

Para verificar se os gânglios linfáticos estão inchados na axila, levante ligeiramente o braço e coloque os dedos suavemente na axila. Pressione os dedos no centro da axila e depois ao longo da parede torácica. Faça isto em ambos os lados. Os gânglios linfáticos estão presentes em pares em cada lado do corpo e, normalmente, apenas um gânglio de cada par está inchado. Comparando os dois lados, deve ser mais fácil perceber se um deles está maior. Se os gânglios linfáticos de mais do que uma parte do corpo estiverem inchados, a situação é conhecida como linfadenopatia generalizada, que indica uma doença sistémica. A linfadenopatia localizada refere-se ao inchaço do(s) gânglio(s) linfático(s) num único local.

**O que é que fazem os gânglios linfáticos cervicais inchados?**

Os gânglios linfáticos cervicais, tal como os restantes gânglios linfáticos do corpo, são responsáveis pelo combate às infecções. Fazem-no atacando os micróbios que são transportados para o nódulo através do fluido linfático. Após a conclusão deste processo de filtragem, os fluidos, sais e proteínas remanescentes são reintroduzidos na corrente sanguínea. Para além de combaterem os germes que causam infecções, como os vírus, algumas das tarefas mais importantes que os gânglios linfáticos desempenham para o sistema imunitário são: Incluem-se:

✓ Filtragem do fluido linfático.

✓ Tratamento da inflamação.

✓ Captura de células cancerígenas.

✓ Embora os gânglios linfáticos estejam por vezes inchados e causem desconforto, são necessários para um corpo saudável e para o bom funcionamento do sistema imunitário.

**Qual é a causa do inchaço dos gânglios linfáticos cervicais?**

Em geral, os gânglios linfáticos cervicais inchados não são perigosos e podem ser um sinal de infeção ou outra inflamação nesta área. Também pode indicar cancro, mas isto é muito raro.

Inchaço dos gânglios linfáticos pré-auriculares

Os gânglios linfáticos pré-auriculares são os que se encontram mesmo à frente das orelhas. Drenam o fluido linfático dos olhos, das bochechas e do couro cabeludo junto às têmporas.

**O cancro ampular é observado em que área?**

O cancro ampular é um tipo de cancro maligno e raro que ocorre quando o cancro começa numa parte do corpo chamada ampola de Vater. A ampola de Vater é uma pequena abertura onde os ductos pancreáticos e biliares (do fígado) se ligam à primeira parte do intestino delgado (duodeno). Estes ductos libertam as suas secreções para os intestinos. Esta doença também pode ser designada por cancro da ampola de água. Os cancros ampulares crescem rapidamente e têm maior probabilidade de se espalhar. Em geral, quanto mais avançado é o tumor, mais rapidamente cresce. Além disso, uma ampola é criada perto do ducto do pâncreas e é tratada quase como um cancro do pâncreas.

# Capítulo V

## *Cancro ampular, ureteral e nasofaríngeo*

**Causa do cancro ampular**

De acordo com os estudos e investigações efectuados, as causas do cancro ampular ainda são desconhecidas, mas, em geral, esta doença afecta uma pessoa quando células anormais crescem no corpo e criam uma massa ou massas chamadas tumor no seu corpo. Se permanecerem no corpo durante muito tempo, se não forem tratados a tempo e se o seu tamanho aumentar, espalhar-se-ão para áreas próximas e nódulos linfáticos, bem como para outras partes do corpo.

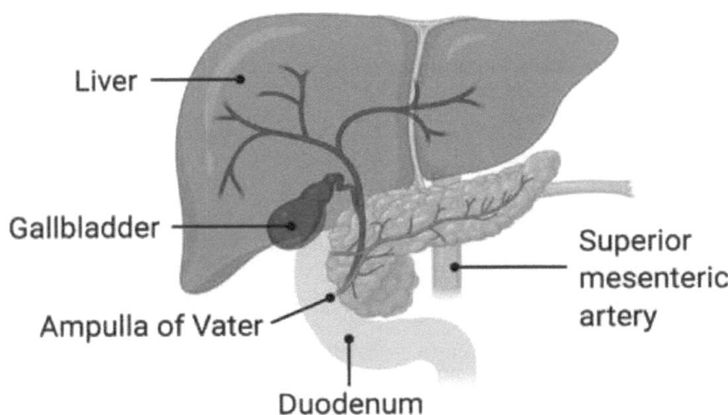


**Figura 48.** Carcinoma Ampolar: Visão Geral de uma Entidade Rara

**Pessoas com risco de desenvolver cancro ampular**

Pessoas que têm uma doença hereditária subjacente que provoca o crescimento de pólipos no seu sistema digestivo. Algumas mutações genéticas que são transmitidas por diferentes gerações da família podem aumentar significativamente o risco de desenvolver cancro ampular. No entanto, apenas uma pequena percentagem de cancro ampular está associada a genes hereditários. As síndromes hereditárias mais comuns que aumentam o risco ampular são os pólipos adenomatosos familiares e a síndrome de Lynch, também conhecida como cancro do cólon hereditário sem polipose.

- ✓ Pessoas com doença inflamatória intestinal.
- ✓ Idosos com mais de 70 anos.
- ✓ Os homens têm mais probabilidades de contrair ampulária do que as mulheres.

**Sintomas do cancro ampular**

O sintoma mais comum deste cancro é o amarelecimento da pele e dos olhos devido ao bloqueio do canal biliar. Se o fluxo de bílis para os intestinos for bloqueado, esta entra no sangue e provoca amarelecimento da pele. Outros sintomas ampulares incluem:

- ✓ Perda de apetite.
- ✓ Perda de peso.
- ✓ Dores de estômago
- ✓ Dores nas costas.
- ✓ Comichão na pele.
- ✓ Perturbações do estômago e vómitos.
- ✓ Diarreia
- ✓ Febre.
- ✓ Hemorragia gastrointestinal.
- ✓ Número reduzido de glóbulos vermelhos (anemia).
- ✓ Inflamação do pâncreas (pancreatite).
- ✓ Fezes pálidas e gordurosas.
- ✓ Infeção
- ✓ Anemia.
- ✓ Hemorragia rectal.

Muitos destes sintomas ampulares podem ser causados por outros problemas de saúde. Por isso, é importante consultar um médico se tiver estes sintomas e se não melhorarem.

## Diagnóstico do cancro ampular

A iterícia é o sintoma mais comum. O médico que visitar irá certamente fazer-lhe perguntas sobre o seu historial de saúde e de doença, os seus sintomas, os factores de risco e os antecedentes familiares da doença e, em seguida, realizar um exame físico. Pode também prescrever um ou mais destes testes:

**1- Análise de sangue e de urina:** É prescrito para verificar a anemia, o nível de bilirrubina e outras alterações que possam ser sinais de cancro.

**2- Exames imagiológicos:** Este exame pode ser utilizado para procurar tumores e pode incluir ultra-sons, tomografia computadorizada ou ressonância magnética.

**3- Endoscopia:** É um método que utiliza um endoscópio para observar e examinar o tumor. Um endoscópio é um tubo longo e fino com uma pequena câmara de vídeo na extremidade. Passa pela boca até ao esófago e ao estômago. Também pode ser utilizado para recolher amostras de tecido que são examinadas em laboratório para detetar a presença de células cancerígenas.

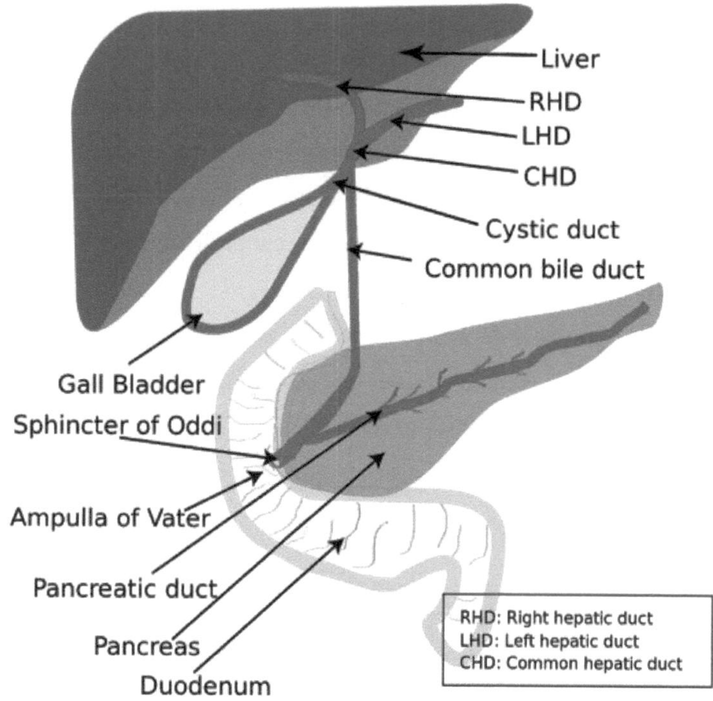



**Figura 49.** Cancro periampular

**4- Colangiopancreatografia retrógrada endoscópica:** Este exame é utilizado para examinar as vias pancreáticas e biliares e observar o seu grau de obstrução.

Pode ser difícil distinguir entre o cancro do pâncreas e o cancro ampular, sendo a biópsia a única forma de o confirmar. São retiradas pequenas amostras de tecido, que são examinadas em laboratório para determinar o tipo de células cancerígenas presentes. Quando lhe for diagnosticado um cancro ampular, é provável que precise de fazer mais exames. Estes exames ajudam o seu médico a saber mais sobre a sua doença e a conhecer o estádio do cancro. Significa quanto e em que medida a doença se espalhou no seu corpo. Este é um dos pontos mais importantes a considerar quando se decide o tratamento.

**Tratamento do cancro ampular**

As opções de tratamento para si dependem do tipo de cancro ampular que tem, dos resultados das análises, da possibilidade de remoção cirúrgica do cancro e do tamanho e estádio da doença. O objetivo do tratamento pode ser a cura, o controlo ou a redução dos problemas causados pela doença. Não se esqueça de falar com o seu médico sobre o método de tratamento, os objectivos do tratamento e os seus riscos e efeitos secundários.

**Os tipos de tratamento do cancro são locais ou sistémicos.**

Os tratamentos locais removem, destroem ou controlam as células cancerígenas numa área específica. A cirurgia e a radioterapia são exemplos de tratamentos locais. Os tratamentos sistémicos são utilizados para matar ou controlar as células cancerígenas que podem ter-se deslocado por todo o corpo e podem ser administrados sob a forma de comprimidos ou injecções. A quimioterapia é um tratamento sistémico. Pode ser-lhe prescrito apenas um tipo de tratamento ou uma combinação de tratamentos. O principal tratamento para o cancro ampular é a cirurgia para remover o tumor, em que o cirurgião remove o tumor da área afetada, e os tecidos circundantes são frequentemente removidos. Estes tecidos incluem a cabeça do pâncreas, a metade inferior do estômago, o duodeno, a vesícula biliar e os gânglios linfáticos, mas em alguns casos a pessoa não pode ser submetida a cirurgia. Nestes casos, são sugeridos métodos alternativos, como o laser, para remover o tumor. Após a cirurgia, o médico pode recomendar outros tratamentos, como a quimioterapia ou a radioterapia, para completar o tratamento.

**Quais são as complicações do tratamento do cancro ampular?**

Em qualquer tipo de método de tratamento desta doença, existe a possibilidade de possíveis efeitos secundários. Estes efeitos secundários podem variar de pessoa para pessoa, consoante o tipo de tratamento. As pessoas que são submetidas a uma cirurgia para o cancro ampular podem sentir os seguintes efeitos

- ✓ Infeção da ferida
- ✓ Coágulos sanguíneos
- ✓ Atraso no esvaziamento gástrico.
- ✓ Fuga de anastomose pancreática.

As pessoas que recebem quimioterapia ou radioterapia para o cancro ampular podem sofrer efeitos secundários, incluindo fadiga, queda de cabelo, náuseas, diarreia, obstipação, infertilidade e sintomas semelhantes aos da gripe. Se foi recentemente tratado para o cancro ampular, não se esqueça de seguir as sessões de tratamento e os cuidados pós-tratamento e de visitar regularmente o seu médico especialista para mais exames, em média uma vez de 3 em 3 meses. Desta forma, o médico pode monitorizar a sua saúde e eliminar quaisquer complicações antes que estas se agravem.

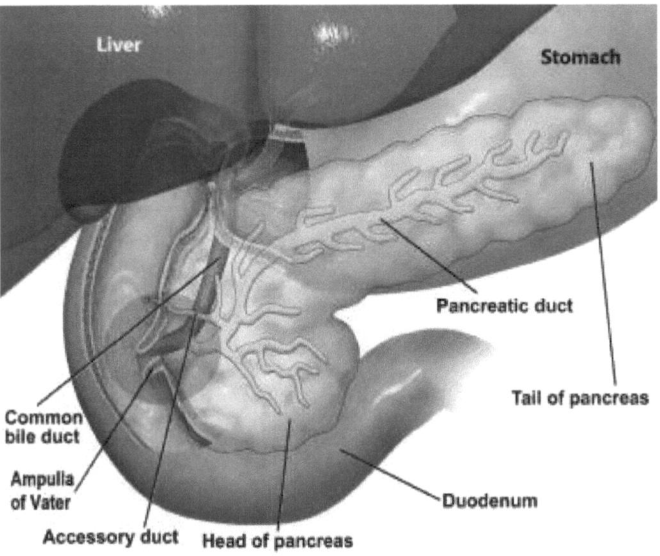


**Figura 50.** Carcinoma periampolar

## Qual é a taxa de sobrevivência do cancro ampular?

A única cura possível para o cancro ampular é a remoção completa do tumor. É provável que este tratamento seja bem sucedido quando o cancro ainda está na fase inicial, mas por vezes este método de tratamento não pode ser utilizado e outros tratamentos serão substituídos. De acordo com os estudos efectuados, a taxa de sobrevivência das pessoas que são tratadas é, em média, de 5 anos ou mais, e neste caso situa-se entre 20% e 61%. Isto significa que, em cada 100 pessoas tratadas para a ampulária, 61 ainda estão vivas ao fim de 5 anos. É importante notar que as taxas de sobrevivência são apenas estimativas e ninguém pode dizer quão bem o seu corpo responderá ao tratamento ou quanto tempo viverá.

### Cancro do ureter, seus sintomas, testes e tratamento

O cancro do ureter é um crescimento anormal de células no revestimento interno dos tubos (ureteres) que ligam os rins à bexiga. Os ureteres fazem parte do sistema urinário e transportam a urina produzida pelos rins até à bexiga. O cancro do ureter é pouco frequente. Ocorre mais frequentemente em pessoas idosas e em pessoas que já foram tratadas para o cancro da bexiga. O cancro do ureter está intimamente relacionado com o cancro da bexiga. As células que revestem os ureteres são do mesmo tipo de células que revestem o interior da bexiga. Para as pessoas que desenvolvem cancro do ureter, existe também um risco de desenvolver cancro da bexiga. Por isso, o médico recomenda a realização de exames para verificar os sintomas do cancro da bexiga. O tratamento do cancro do ureter geralmente envolve cirurgia. Em determinadas situações, pode também ser recomendada a quimioterapia ou a imunoterapia.

**Sinais e sintomas de cancro do ureter**

- ✓ Ver sangue ou coágulos de sangue na urina.
- ✓ Dores nas costas.
- ✓ Dor ou ardor ao urinar.
- ✓ Perda de peso inexplicável.
- ✓ Cansaço
- ✓ Micção frequente e urina escura.
- ✓ Dor entre as costelas e a coluna vertebral.
- ✓ Além disso, se tiver sinais e sintomas persistentes que o preocupem, consulte um médico especialista.

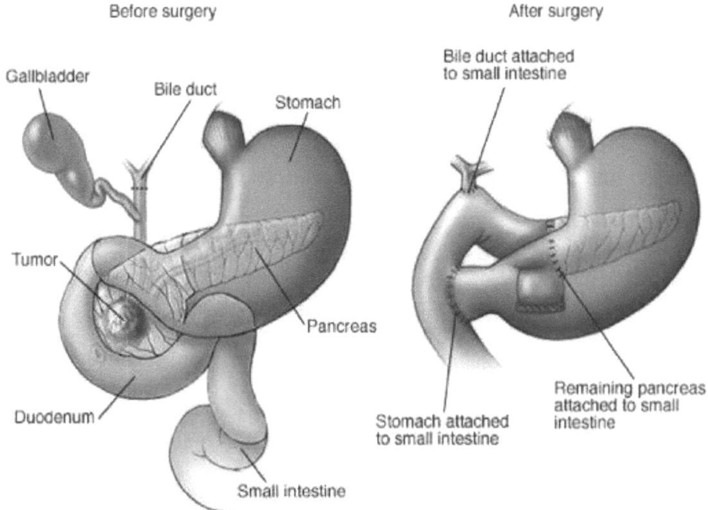


**Figura 51.** Cancro ampular

## Causas e factores de risco do cancro do ureter

Em geral, não existem causas conhecidas para esta doença, mas os factores que aumentam o risco são:

**1- Idade:** O risco de cancro do ureter aumenta com a idade. A maior parte das pessoas que contraem este tipo de cancro tem entre 70 e 80 anos e os homens têm mais probabilidades de contrair esta doença do que as mulheres.

**2- Cancro anterior da bexiga ou dos rins:** As pessoas a quem foi diagnosticado um cancro da bexiga ou dos rins correm também o risco de desenvolver cancro do ureter.

**3- Fumar:** Fumar aumenta o risco de cancro do ureter, bem como de outros cancros do aparelho urinário, incluindo o cancro do rim e da bexiga.

**4- História familiar de cancro:** A síndrome de Lynch, também designada por cancro colorrectal hereditário sem polipose (HNPCC), aumenta o risco de desenvolver cancro do cólon e outros cancros, incluindo o cancro do ureter. Se tiver uma forte história familiar de cancro, fale com o seu médico. O médico pode considerar necessária a realização de testes genéticos.

**5- Exposição a todos os tipos de substâncias químicas:** substâncias industriais, como corantes em fábricas de artigos de couro, têxteis, plásticos e borracha.

**Testes e métodos utilizados para diagnosticar o cancro do ureter**

**1- Exame físico:** O médico faz-lhe perguntas sobre os seus sinais e sintomas e efectua um exame físico para avaliar melhor o seu estado.

**2- Imagiologia:** os exames imagiológicos podem incluir um pielograma intravenoso ou uma urografia por TAC. Em certos casos, se não for possível efetuar a TC, pode ser utilizada a urografia por ressonância magnética.

**3- Exame de urina:** É prescrita a realização desta análise para verificar eventuais anomalias. Pode ser utilizado um exame citológico da urina para verificar a presença de células anómalas na amostra de urina.

**4- Uretroscopia:** Durante este procedimento, o médico coloca um tubo fino e transparente equipado com uma câmara (ureteroscópio) na sua uretra e, a partir daí, é transferido para a sua bexiga e ureter. A ureteroscopia permite ao médico examinar visualmente os seus ureteres e, se necessário, retirar uma pequena amostra de tecido para análise laboratorial (biópsia).

**5- Testes relacionados com o cancro da bexiga:** Estes exames são efectuados através de uma sonda que permite ver o interior da bexiga (cistoscopia) para verificar os sintomas do cancro da bexiga. As pessoas diagnosticadas com cancro do ureter podem desenvolver cancro da bexiga ao mesmo tempo ou mesmo mais tarde.

- ✓ Análise ao sangue.
- ✓ Pielograma intravenoso (PIV).
- ✓ Ecografia dos rins.
- ✓ Exame aos rins.

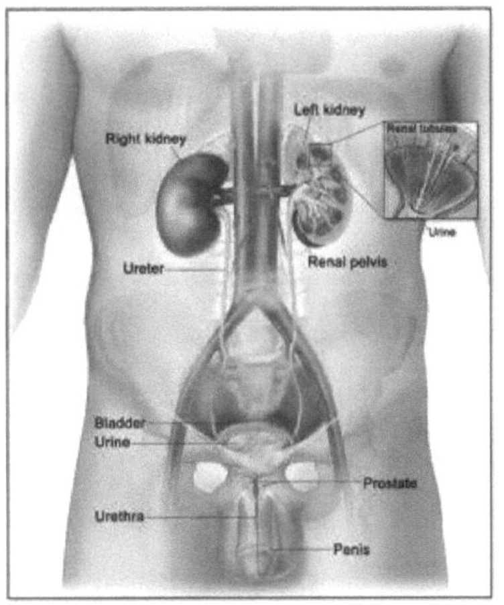

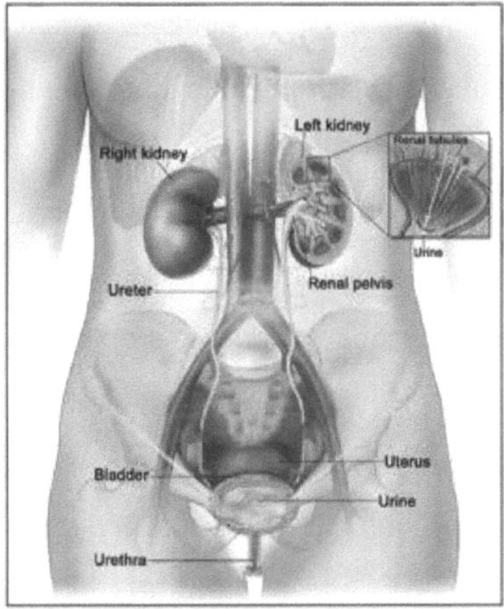


**Figura 52.** Tratamento do cancro das células transicionais (Rim/Ureter)

**Os métodos mais importantes de tratamento do cancro do ureter**

**1- Cirurgia:** A extensão da sua cirurgia depende do seu estado de saúde geral. No caso de cancro do ureter em fase inicial, a cirurgia pode implicar a remoção de apenas uma parte do ureter. No caso de um cancro do ureter mais avançado, pode ser necessário remover o ureter afetado, o rim associado (nefroureterectomia) e parte da bexiga.

**2- Quimioterapia:** A quimioterapia é um tratamento medicamentoso que destrói as células cancerosas através de produtos químicos. A quimioterapia é por vezes utilizada antes da cirurgia para reduzir o tumor e facilitar a sua remoção durante a cirurgia. A quimioterapia também pode ser utilizada após a cirurgia para matar as células cancerígenas remanescentes. No caso do cancro ureteral avançado, a quimioterapia pode ser utilizada para controlar os sinais e sintomas do cancro.

**3- Imunoterapia:** Este método utiliza o sistema imunitário do seu organismo para lutar contra o cancro. O seu sistema imunitário, que combate as doenças, pode não ser capaz de atacar o seu cancro. Porque as células cancerosas produzem proteínas que escondem a doença do sistema imunitário do organismo. Ao interferir com este processo, a imunoterapia faz com que o seu sistema imunitário funcione mais forte do que antes. A imunoterapia pode ser uma opção para tratar o cancro ureteral avançado que não tenha respondido a outros tratamentos.

**4- Laserterapia ou cirurgia eléctrica:** Se o cancro for detectado nas fases iniciais, ou se as células cancerígenas aparecerem apenas na superfície do ureter, o laser ou a cirurgia eléctrica são opções. Neste método, um ureteroscópio (um tubo com uma lente de um lado) é introduzido no ureter através da bexiga, e um feixe de laser é enviado através do tubo para destruir o tumor.

**5- Cirurgia eléctrica:** através deste método, o tumor é destruído por corrente eléctrica e o tecido adjacente é queimado.

**Métodos cirúrgicos do cancro ureteral**

**1- Nefrectomia:** o rim é removido completamente ou, se possível, apenas uma parte dele. Esta é a opção de tratamento mais comum.

**2- Nefro-urectomia:** remoção do rim, do ureter e da parte superior da bexiga. Se necessário, podem também ser removidos os gânglios linfáticos adjacentes, o tecido e a gordura.

**3- Ureterectomia segmentar:** Refere-se ao momento em que o tumor é pequeno e localizado e apenas a parte do ureter que contém células cancerígenas pode ser removida.

**4-Ureterocistectomia (reimplantação):** Se as células cancerígenas estiverem apenas na parte inferior do ureter, apenas a parte inferior do ureter é removida e a parte restante do ureter é reimplantada na bexiga.

**Quanto tempo demora a cirurgia ureteral?**

Este procedimento altera a forma como o ureter se liga à bexiga. A cirurgia demora 2 a 3 horas.

**Cuidados após o tratamento do cancro do ureter**

- ✓ Durante um ano, é necessário consultar um médico de vez em quando para efetuar exames completos e análises médicas.
- ✓ Realização de ensaios clínicos.
- ✓ Se tiver sintomas que o preocupem, não deixe de consultar o seu médico.
- ✓ Tome suplementos, vitaminas e medicamentos prescritos pelo seu médico a tempo.
- ✓ Beber muitos líquidos.

✓ Coma muitas frutas e legumes.

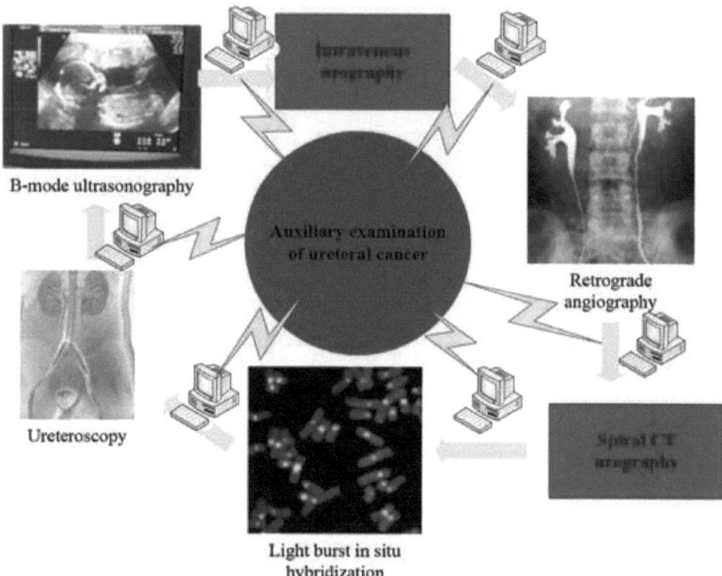


**Figura 53.** Análise prognóstica de genes e biomarcadores relacionados com a resposta inflamatória em doentes

**A função ureteral e o efeito do cancro ureteral na sua função**

Os rins recolhem a urina e esta é transportada para dois tubos chamados ureteres, que acabam por conduzir à bexiga. Embora o cancro do ureter, da pélvis ou do rim seja raro, quando ocorre, afecta sobretudo homens e, geralmente, pessoas com mais de 65 anos, e tem origem em células do revestimento da bexiga.

**O cancro do ureter é curável?**

Neste caso, os doentes com tumores invasivos profundos têm 10-15% de hipóteses de cura. Os doentes com tumores que penetram na parede urinária ou com metástases avançadas e extensas geralmente não podem ser tratados com os métodos de tratamento existentes.

**Onde é que o cancro do ureter se propaga?**

O tumor espalha-se para órgãos próximos ou através do rim para as glândulas sebáceas e gânglios linfáticos circundantes. O cancro espalha-se para outras partes do corpo, como os pulmões, o fígado ou os ossos, o que se designa por metástases à distância.

**Cancro da nasofaringe e vários métodos de tratamento**

O cancro da nasofaringe é um tipo de cancro da cabeça e do pescoço que começa na nasofaringe, a parte superior da garganta atrás do nariz e perto da base do crânio, e começa quando as células começam a crescer fora de controlo e podem mesmo espalhar-se para outras áreas. A nasofaringe é a parte superior da garganta (faringe) localizada atrás do nariz e é uma câmara em forma de caixa. A nasofaringe situa-se logo acima da parte mole do céu da boca (palato mole) e logo atrás da passagem nasal e funciona como uma passagem de ar do nariz para a faringe e depois para os pulmões.

**Tipos de cancro da nasofaringe**

Podem desenvolver-se diferentes tipos de tumores na nasofaringe. Alguns destes tumores são benignos, mas outros são malignos (cancerosos). É importante falar com o seu médico sobre o tipo de tumor que tem.

**1- Carcinoma da nasofaringe:** A maioria dos cancros da nasofaringe são carcinomas da nasofaringe e são, de longe, os cancros mais comuns da nasofaringe. O carcinoma é um cancro que se inicia nas células que cobrem as superfícies internas e externas do corpo e inclui 3 tipos diferentes:

✓ Carcinoma indiferenciado, que é o tipo mais comum nos Estados Unidos.

✓ Carcinoma diferenciado.

✓ Carcinoma de células escamosas.

O tratamento é o mesmo para todos os tipos de carcinoma da nasofaringe. O primeiro e o segundo casos respondem geralmente melhor ao tratamento, mas o estádio do cancro, a sua taxa de crescimento e a sua disseminação são frequentemente mais importantes do que o seu tipo para determinar o tipo de tratamento. Muitos carcinomas da nasofaringe contêm um grande número de células do sistema imunitário, especialmente glóbulos brancos chamados linfócitos.

O termo linfoepitelioma é por vezes utilizado para descrever um carcinoma nasofaríngeo indiferenciado, com um grande número de linfócitos entre as células cancerígenas. A presença destas células geralmente não afecta a escolha das opções de tratamento, mas pode ajudar os investigadores a desenvolver novos tratamentos. Porque pode mostrar como o sistema imunitário do corpo combate a doença.

**2- Linfoma:** Os linfomas podem por vezes ter início na nasofaringe. São cancros das células do sistema imunitário chamadas linfócitos, que se encontram em todo o corpo, incluindo na nasofaringe.

**3- Adenocarcinoma e carcinoma adenoide cístico:** são cancros que podem começar nas pequenas glândulas salivares da nasofaringe, mas estes cancros encontram-se sobretudo no nariz (cavidade nasal) ou na boca (cavidade oral).

**4- Tumores benignos da nasofaringe:** Os tumores benignos da nasofaringe são relativamente raros e ocorrem sobretudo em crianças e adultos jovens. Estes tumores não se espalham para outras partes do corpo e, normalmente, não constituem uma ameaça para a vida. Incluem tumores ou anomalias do sistema vascular, como o angiofibroma e o hemangioma, e tumores benignos das glândulas salivares menores da nasofaringe. Os tumores benignos da nasofaringe nem sempre requerem tratamento.

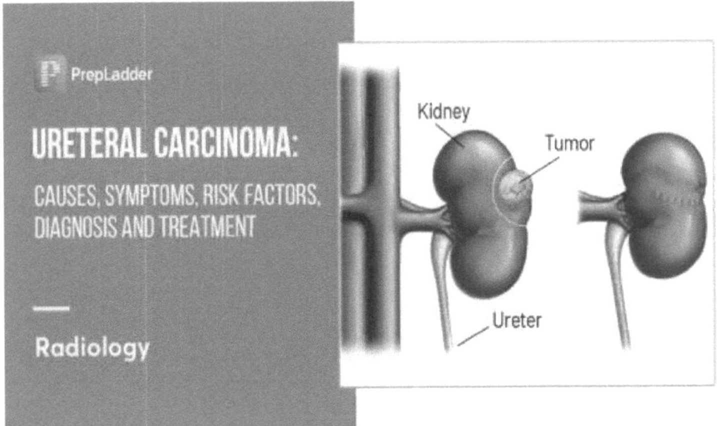


**Figura 54.** Carcinoma ureteral

**Causas do cancro da nasofaringe**

Os cientistas não sabem ao certo qual é a causa exacta do cancro da nasofaringe. No entanto, esta doença está fortemente associada ao vírus Epstein-Barr. Embora a infeção por Epstein-Barr seja comum, nem todas as pessoas que têm o vírus desenvolvem cancro da nasofaringe. Nos Estados Unidos, a maioria das pessoas que contraem esta infeção nunca desenvolvem complicações a longo prazo.

O cancro da nasofaringe pode estar relacionado com factores genéticos que afectam o ADN das células da nasofaringe. As alterações no ADN provocam um crescimento e uma divisão anormais das células e causam cancro.

Ter uma dieta rica em peixe e carne com sal aumenta o risco de cancro da nasofaringe. O consumo elevado de tabaco e de álcool também está diretamente relacionado com o risco de contrair esta doença. Porque alguns cientistas acreditam que os químicos presentes nestas substâncias provocam mais danos no ADN das células.

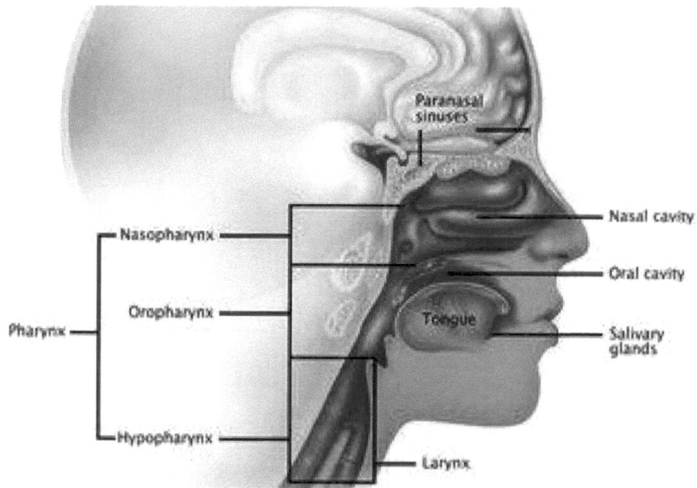


**Figura 55.** Cancro da nasofaringe

**Estatísticas do cancro da nasofaringe no mundo**

De acordo com a American Cancer Society, menos de 1 em cada 100.000 pessoas nos Estados Unidos desenvolve este tipo de cancro. O cancro da nasofaringe é mais frequente no Sul da China e no Sudeste Asiático. Também é muito mais comum em:

✓ Outras partes da Ásia.

✓ Norte de África.

✓ População inuit do Alasca e do Canadá.

✓ Grupos de imigrantes chineses e hmong nos Estados Unidos.

Nos Estados Unidos, o cancro da nasofaringe é também observado em negros americanos, hispânicos e brancos.

***Este tipo de cancro é mais provável de ocorrer nos seguintes casos***

- ✓ Mulheres.
- ✓ Pessoas que seguem uma dieta rica em peixe e carne com sal.
- ✓ Pessoas que herdaram esta doença na sua família.
- ✓ Ter certos genes compatíveis com o cancro.
- ✓ Infeção pelo vírus Epstein-Barr.
- ✓ A exposição ao fumo ou, por outras palavras, o consumo excessivo de tabaco.
- ✓ Consumo excessivo de álcool.
- ✓ Exposição a produtos químicos e poeiras.

**Sintomas do cancro da nasofaringe**

Os sintomas do cancro da nasofaringe incluem dificuldade em respirar, falar ou ouvir. Incluindo:

- ✓ A presença de um nódulo no pescoço que não desaparece ao fim de 3 semanas.
- ✓ Visão turva ou diplopia.
- ✓ As infecções dos ouvidos são recorrentes.
- ✓ Dor facial ou dormência.
- ✓ Dor de cabeça.
- ✓ Perda ou diminuição da audição, zumbido nos ouvidos ou uma sensação de plenitude nos ouvidos.
- ✓ Dificuldade em abrir a boca.
- ✓ Hemorragia nasal.
- ✓ Obstrução ou congestão do nariz que ocorre normalmente num dos lados.
- ✓ Dor de garganta.
- ✓ Perda de audição geralmente num ouvido.

✓ Zumbido nos ouvidos ou sons que são ouvidos a partir do interior do corpo.

✓ Dormência na parte inferior do rosto.

✓ Problemas de deglutição.

✓ Voz rouca.

✓ Perda de peso e apetite indesejado.

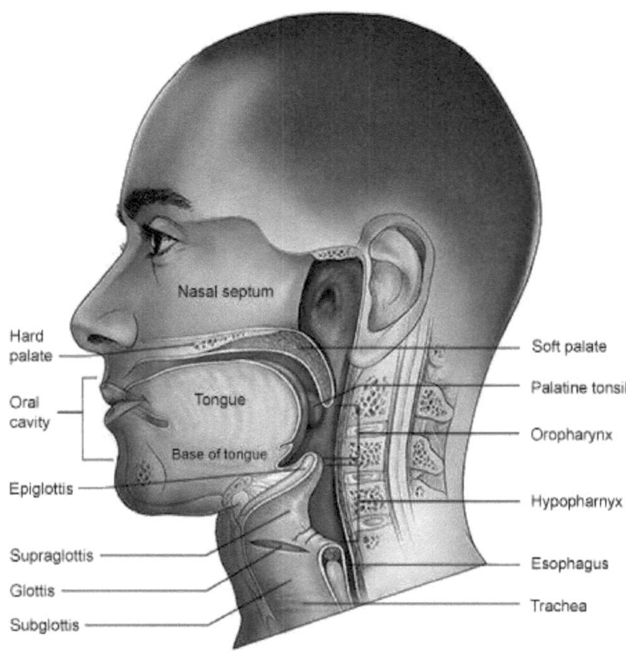



**Figura 56.** Cancro da nasofaringe

## Como é diagnosticado o cancro da nasofaringe?

O seu médico irá fazer-lhe perguntas sobre os seus sintomas, história clínica e história familiar de cancro e realizar um exame físico que inclui um exame cuidadoso dos ouvidos, nariz e garganta. A maioria dos doentes com cancro da nasofaringe tem um nódulo no pescoço. Este é um sinal de que o cancro se espalhou para os gânglios linfáticos.

Para diagnosticar a doença, é introduzido um tubo flexível através da boca ou do nariz para ajudar o médico no exame e no diagnóstico e, ao mesmo tempo, o médico pode observar e controlar a nasofaringe. Este procedimento é designado por nasofaringoscopia. Isto ajuda o médico a verificar se há crescimento anormal, hemorragia ou outros problemas na área.

Se for detectada uma anomalia durante o exame, o médico pode recomendar uma biopsia. A biópsia é um procedimento em que é retirado um pedaço de tecido para verificar a quantidade de células cancerígenas ao microscópio.

Pode ser efectuada uma biopsia durante a nasofaringoscopia. Se existir um nódulo no pescoço, a biopsia é efectuada através da introdução de uma agulha muito fina e oca no nódulo.

O exame neurológico é um conjunto de perguntas e testes para verificar o funcionamento do cérebro, da medula espinal e dos nervos. Este exame examina o estado mental, a coordenação e a capacidade de andar normalmente, bem como o nível de função muscular, os sentidos e os reflexos, o que pode ser eficaz no diagnóstico do cancro da nasofaringe.

Os exames imagiológicos também podem ajudar a diagnosticar o cancro da nasofaringe ou a determinar se este se espalhou. Os exames imagiológicos incluem os seguintes:

- ✓ Radiografia do tórax.
- ✓ Tomografia computorizada.
- ✓ R.M.I.
- ✓ Ecografia do pescoço.
- ✓ Hemograma completo e outras análises ao sangue.
- ✓ Teste de infeção por Epstein-Barr.

A endoscopia digestiva alta, que é um método de exame do interior do nariz, da garganta, do esófago, do estômago e do duodeno. Neste método, o endoscópio é introduzido no esófago e no estômago através da boca. O endoscópio é um instrumento fino em forma de tubo com uma luz e uma câmara de filmar. Pode também ter uma ferramenta para retirar amostras de tecido que são depois removidas e examinadas ao microscópio para detetar sinais de cancro.

**Estadiamento do cancro da nasofaringe com base na sua disseminação**

- ❖ A primeira fase é o carcinoma in situ.
- ❖ A fase em que o cancro da nasofaringe ainda não se espalhou para os gânglios linfáticos ou para outras partes do corpo.
- ❖ Na terceira fase, a doença pode ter-se espalhado para tecidos e gânglios linfáticos próximos, mas não se espalhou para partes distantes do corpo.
- ❖ Nesta fase, devido ao tamanho do tumor, que está a aumentar, aumenta a propagação da doença aos tecidos próximos, aos gânglios linfáticos e a outras partes do corpo.
- ❖ A última fase está relacionada com o momento em que o cancro da nasofaringe é tratado e, passado algum tempo, volta a aparecer, o que se designa por cancro recorrente.

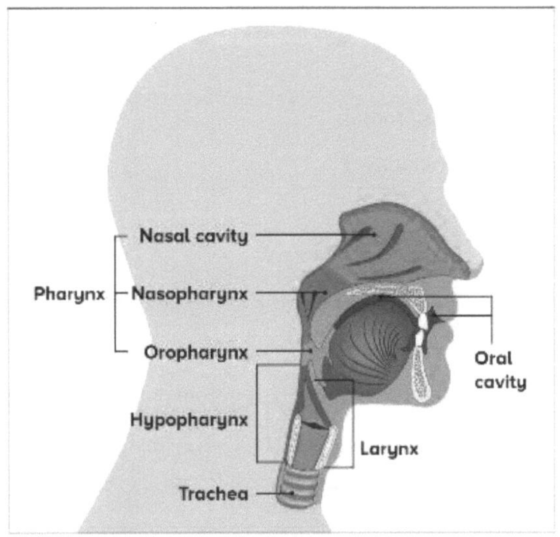


**Figura 57.** Cancro da nasofaringe

**Tratamento do cancro da nasofaringe**

Se lhe for diagnosticado um cancro da nasofaringe, terá de ter cuidados especiais sob a supervisão do seu especialista antes, durante e após o tratamento. O seu tratamento depende de muitos factores, incluindo

✓ A localização do tumor.

✓ Estágio do tumor.

✓ A sua saúde geral.

**1- Radioterapia:** A radioterapia utiliza raios X para matar as células cancerígenas e impedir o seu crescimento. Neste método, a radiação em doses elevadas é administrada diretamente ao tumor, minimizando os danos no tecido saudável adjacente. Também pode causar efeitos secundários ou menos efeitos secundários do que a radioterapia convencional para a nasofaringe. As possíveis complicações incluem as seguintes:

✓ Boca seca

✓ Inflamação do revestimento da boca e da garganta.

✓ Cegueira.

✓ Danos no tronco cerebral.

✓ Morte de tecido saudável.

✓ Cárie dentária.

**2- Quimioterapia:** A quimioterapia utiliza medicamentos para destruir as células cancerosas. Por si só, não é geralmente útil no tratamento do cancro da nasofaringe, mas quando combinada com radioterapia ou medicamentos biológicos, pode ajudá-lo a viver mais tempo.

**3- Cirurgia:** A cirurgia para remover o tumor muitas vezes não é efectuada porque o tumor está localizado perto de nervos e vasos sanguíneos. Porque pode causar danos permanentes no olho e noutras estruturas próximas. Além disso, nem todas as pessoas com cancro da nasofaringe podem ser submetidas a cirurgia.

**4- Medicamentos biológicos:** Estes medicamentos afectam a forma como o sistema imunitário do organismo combate a doença. Incluem os anticorpos monoclonais. Os medicamentos biológicos funcionam de forma diferente dos medicamentos de quimioterapia e podem ser utilizados mais frequentemente em casos de cancro avançado ou recorrente.

**5- Tratamento paliativo:** O objetivo do tratamento paliativo é controlar os sintomas relacionados com o cancro, tratar o cancro e tornar o doente mais confortável.

**6- Ensaios clínicos:** Se o tratamento não resultar, pode optar por participar num ensaio clínico. Porque os investigadores estão sempre a testar novas formas de tratar o cancro.

# Referências

Aguade-Gorgorio G, Kauffman S, Sole R. Terapia de transição: abordando a ecologia da plasticidade fenotípica do tumor. Bull Math Biol 2021; 84:24.

Awada H, Durmaz A, Gurnari C, et al. A aprendizagem automática integra assinaturas genómicas para subclassificação para além da leucemia mieloide aguda primária e secundária. Blood. 2021;138(19):1885–1895.

Babakoohi S, Lapidus RG, Faramand R, Sausville EA, Emadi A. Análise comparativa de métodos de deteção de mutações da isocitrato desidrogenase 1 e 2 e da sua consequência metabólica, 2-hidroxiglutarato, em diferentes neoplasias. Appl Immunohistochem Mol Morphol. 2017;25(5):334-337.

Bařinka C, Rojas C, Slusher B, Pomper M Glutamato carboxipeptidase II no diagnóstico e tratamento de distúrbios neurológicos e cancro da próstata. Curr Med Chem. 2012;19(6):856-870.

Borowitz MJ, Wood BL, Keeney M, Hedley BD. Deteção de doença residual mensurável na leucemia linfoblástica aguda B: O método do Children's Oncology Group (COG). Curr Protoc. 2022;2(3):e383.

Branford S, Kim DDH, Apperley JF, et al. Laying the foundation for genomically-based risk assessment in chronic myeloid leukemia. Leukemia. 2019;33(8):1835–1850.

Branford S, Wang P, Yeung DT, et al. A análise genómica integrativa revela mutações associadas ao cancro no momento do diagnóstico da LMC em doentes com doença de alto risco. Blood. 2018;132(9):948-961.

Campana D, Pui CH. Terapia guiada por doença residual mínima na leucemia linfoblástica aguda infantil. Blood. 2017;129(14):1913–1918.

Cappelli LV, Meggendorfer M, Baer C, et al. Potencial indeterminado e oncogénico: Mutações CHIP vs CHOP em LMA com alteração de NPM1. Leukemia. 2022;36(2):394-402.

Chen S, Cao Z, Prettner K, Kuhn M, Yang J, Jiao L, et al. Estimativas e projecções do custo económico global de 29 cancros em 204 países e territórios de 2020 a 2050. JAMA Oncol 2023; 9:465-72.

Cleven AH, Nardi V, Ok CY, et al. A expressão elevada da proteína p53 em neoplasias mielóides relacionadas com a terapia está associada a um cariótipo adverso e a um mau resultado. Mod Pathol. 2015;28(4):552-563.

Coustan-Smith E, Mullighan CG, Onciu M, et al. Early T-cell precursor leukaemia: a subtype of very high-risk acute lymphoblastic leukaemia. Lancet Oncol. 2009;10(2):147-156.

Cross NCP, Hoade Y, Tapper WJ, et al. Mutação recorrente de ativação do STAT5B N642H em neoplasias mielóides com eosinofilia. Leukemia. 2019;33(2):415-425.

Derenyi I, Szollosi GJ. Organização hierárquica de tecidos como um mecanismo geral para limitar o acúmulo de mutações somáticas. Nat Commun 2017; 8:14545.

Dohner H, Wei AH, Appelbaum FR, et al. Diagnosis and management of acute myeloid leukemia in adults: 2022 recommendations from an international expert panel, on behalf of the European LeukemiaNet. Blood. 2022;140(12):1345–1377.

Falini B, Mecucci C, Tiacci E, et al. Cytoplasmic nucleophosmin in acute myelogenous leukemia with a normal karyotype. N Engl J Med. 2005;352(3):254-266.

Falini B, Spinelli O, Meggendorfer M, et al. As alterações de IDH1-R132 variam consoante o NPM1 e o estado de outras mutações na LMA. Leukemia. 2019;33(4):1043–1047.

Fernandez-Pol S, Ma L, Ohgami RS, Arber DA. A imuno-histoquímica para o p53 é uma ferramenta útil para identificar casos de leucemia mieloide aguda com alterações relacionadas com a mielodisplasia que apresentam mutações no TP53, têm um cariótipo complexo e um mau prognóstico. Mod Pathol. 2017;30(3):382-392.

Gatenby RA, Avdieiev S, Tsai KY, Brown JS. Integração de fatores genéticos e não genéticos da evolução somática durante a carcinogênese: o modelo biplano. Evol Appl 2020; 13:1651-9.

Gatenby RA, Brown J. Mutações, evolução e o papel central de uma função de aptidão auto-definida na iniciação e progressão do cancro. Biochim Biophys Ata Rev Cancer 2017; 1867:162-6.

Gatenby RA, Gillies RJ, Brown JS. Evolutionary dynamics of cancer prevention (Dinâmica evolutiva da prevenção do cancro). Nat Rev Cancer 2010; 10:526-7.

Gerds AT, Gotlib J, Bose P, et al. Neoplasias mielóides / linfóides com eosinofilia e genes de fusão TK, versão 3.2021, diretrizes de prática clínica NCCN em oncologia. J Natl Compr Cancer Netw. 2020;18(9):1248-1269.

Gillies RJ, Verduzco D, Gatenby RA. Dinâmica evolutiva da carcinogénese e por que razão a terapia direccionada não funciona. Nat Rev Cancer 2012; 12:487-93.

Gorello P, Cazzaniga G, Alberti F, et al. Quantitative assessment of minimal residual disease in acute myeloid leukemia carrying nucleophosmin (NPM1) gene mutations. Leukemia. 2006;20(6):1103–1108.

Gotlib J, Kluin-Nelemans HC, George TI, et al. Eficácia e segurança da midostaurina na mastocitose sistémica avançada. N Engl J Med. 2016;374(26):2530–2541.

Gotlib J, Reiter A, Radia DH, et al. Eficácia e segurança do avapritinib na mastocitose sistémica avançada: análise provisória do ensaio PATHFINDER de fase 2. Nat Med. 2021;27(12):2192–2199.

Grossmann V, Kohlmann A, Zenger M, et al. Um estudo de sequenciação profunda de doentes com leucemia mieloide crónica em crise blástica (BC-CML) detecta mutações em 76,9% dos casos. Leukemia. 2011;25(3):557-560.

Gu Z, Churchman ML, Roberts KG, et al. PAX5-driven subtypes of B-progenitor acute lymphoblastic leukemia. Nat Genet. 2019;51(2):296-307.

Haferlach T, Schmidts I. The power and potential of integrated diagnostics in acute myeloid leukaemia (O poder e o potencial do diagnóstico integrado na leucemia mieloide aguda). Br J Haematol. 2020;188(1):36-48.

Hajdu SI. Uma nota da história: marcos na história do cancro, parte 1. Cancro 2011; 117:1097-102.

Hajdu SI. Uma nota da história: marcos na história do cancro, parte 3. Cancro 2012; 118:1155-68.

Hanahan D, Weinberg RA. Características do cancro: a próxima geração. Cell 2011; 144:646-74

Hao Y, Hao S, Andersen-Nissen E, et al. Análise integrada de dados multimodais de uma única célula. Cell. 2021;184(13):3573–3587.e3529.

He J, Abdel-Wahab O, Nahas MK, et al. Integrated genomic DNA/RNA profiling of hematologic malignancies in the clinical setting. Blood. 2016;127(24):3004–3014.

Hochhaus A, Baccarani M, Silver RT, et al. Recomendações da European LeukemiaNet 2020 para o tratamento da leucemia mieloide crónica. Leukemia. 2020;34(4):966-984.

Hoermann G, Sotlar K, Jawhar M, et al. Normas de testes genéticos no diagnóstico e prognóstico da mastocitose sistémica em 2022: recomendações do grupo cooperativo UE-EUA. J Allergy Clin Immunol Pract. 2022;10(8):1953–1963.

Iacobucci I, Li Y, Roberts KG, et al. Truncating erythropoietin recetor rearrangements in acute lymphoblastic leukemia. Cancer Cell. 2016;29(2):186-200.

Iacobucci I, Roberts KG. Alterações genéticas e direcionamento terapêutico da leucemia linfoblástica aguda do tipo Philadelphia. Genes (Basileia) 2021;12(5):687.

Jawhar M, Schwaab J, Naumann N, et al. Resposta e progressão com midostaurina na mastocitose sistémica avançada: KIT D816V e outros marcadores moleculares. Blood. 2017;130(1):137-145.

Jawhar M, Schwaab J, Schnittger S, et al. Mutações adicionais em SRSF2, ASXL1 e/ou RUNX1 identificam um grupo de alto risco de doentes com mastocitose sistémica avançada KIT D816V(+). Leukemia. 2016;30(1):136-143

Jeha S, Choi J, Roberts KG, et al. Clinical significance of novel subtypes of acute lymphoblastic leukemia in the context of minimal residual disease-directed therapy. Discov do cancro do sangue. 2021;2(4):326-337.

Jongen-Lavrencic M, Grob T, Hanekamp D, et al. Molecular minimal residual disease in acute myeloid leukemia. N Engl J Med. 2018;378(13):1189–1199.

Kimura S, Montefiori L, Iacobucci I, et al. O redireccionamento de CDX2 e UBTF::ATXN7L3 para o reforço define um subtipo de leucemia linfoblástica aguda de progenitor B de alto risco. Blood. 2022;139(24):3519–3531.

Kimura S, Montefiori L, Iacobucci I, et al. O redireccionamento de CDX2 e UBTF: ATXN7L3 define um subtipo de leucemia linfoblástica aguda de progenitor B de alto risco. Blood. 2022;139(24):3519–3531.

Kluin-Nelemans HC, Reiter A, Illerhaus A, et al. Impacto prognóstico dos eosinófilos na mastocitose: análise de 2350 doentes recolhidos no Registo ECNM. Leukemia. 2020;34(4):1090–1101.

Lipsick J. Uma história da investigação sobre o cancro: genes supressores de tumores. Cold Spring Harb Perspect Biol 2020;12:a035907.

Liu J, Wang L, Wang Z, Liu JP. Papéis da biologia dos telómeros na senescência celular, no envelhecimento replicativo e cronológico. Células 2019; 8:54.

Maley CC, Aktipis A, Graham TA, Sottoriva A, Boddy AM, Janiszewska M, et al. Classificação das características evolutivas e ecológicas das neoplasias. Nat Rev Cancer 2017; 17:605-19.

Malthus TR. An essay on the principle of population, as it affects the future improvement of society. Com observações sobre as especulações de Mr. Godwin, M. Condorcet e outros escritores. (J. Johnson, 1798).

Martelli MP, Rossi R, Venanzi A, et al. Novas mutações do exão 5 do gene NPM1 e fusões de genes que conduzem a nucleofosmina citoplasmática aberrante na LMA. Blood. 2021;138(25):2696–2701.

McLeod C, Gout AM, Zhou X, et al. St. Jude Cloud: um ecossistema de partilha de dados genómicos sobre o cancro pediátrico. Cancer Discov. 2021;11(5):1082–1099.

Metzgeroth G, Schwaab J, Naumann N, et al. Remissão sem tratamento em neoplasias mielóides / linfóides positivas para FIP1L1-PDGFRA com eosinofilia após a descontinuação do imatinib. Blood Adv. 2020;4(3):440-443.

Miles LA, Bowman RL, Merlinsky TR, et al. Single-cell mutation analysis of clonal evolution in myeloid malignancies (Análise de mutações numa única célula da evolução clonal em doenças malignas mielóides). Nature. 2020;587(7834):477–482.

Montefiori LE, Bendig S, Gu Z, et al. Enhancer hijacking drives oncogenic BCL11B expression in lineage-ambiguous stem cell leukemia. Cancer Discov. 2021;11(11):2846–2867.

Montefiori LE, Mullighan CG. Redefinição da base biológica da leucemia de linhagem ambígua através da genómica: desregulação do BCL11B em leucemias agudas de linhagem ambígua. Melhor Prática Res Clin Haematol. 2021;34(4)

Morita K, Wang F, Jahn K, et al. Clonal evolution of acute myeloid leukemia revealed by high-throughput single-cell genomics. Nat Commun. 2020;11(1):5327.

Naumann N, Jawhar M, Schwaab J, et al. Incidência e impacto prognóstico das aberrações citogenéticas em doentes com mastocitose sistémica. Genes Chromosomes Cancer. 2018;57(5):252-259.

Nelson ND, McMahon CM, El-Sharkawy Navarro F, et al. A hibridação rápida in situ por fluorescência optimiza a terapia de indução para a leucemia mieloide aguda. Br J Haematol. 2020;191(5):935-938.

Okasha S. O cancro e os níveis de seleção. O Jornal Britânico para a Filosofia da Ciência. No prelo; 2023.

Paietta E, Roberts KG, Wang V, et al. A classificação molecular melhora a avaliação do risco em adultos BCR-ABL1-negativos B-ALL. Sangue. 2021;138(11):948–958.

Patel AB, Franzini A, Leroy E, et al. O JAK2 ex13InDel conduz à transformação oncogénica e está associado à leucemia eosinofílica crónica e à policitemia vera. Blood. 2019;134(26):2388–2398.

Perna F, Berman SH, Soni RK, et al. Integrar a proteómica e a transcriptómica para uma terapia combinatória sistemática do recetor de antigénio quimérico da LMA. Cancer Cell. 2017;32(4):506◆◆519.e505.

Pienta KJ, Hammarlund EU, Brown JS, Amend SR. The cancer clade, hyperspeciation, evolving evolvability, and the origins of lethal cancer. Mol Cancer Res 2020.

Pienta KJ, McGregor N, Axelrod R, Axelrod DE. Ecological therapy for cancer: defining tumors using an ecosystem paradigm suggests new opportunities for novel cancer treatments. Transl Oncol 2008;1: 158-64

Pulsipher MA, Han X, Maude SL, et al. Sequenciação de nova geração da doença residual mínima para prever a recaída após tisagenlecleucel em crianças e jovens adultos com leucemia linfoblástica aguda. Blood Cancer Discov. 2022;3(1):66-81.

Rane JK, Frankell AM, Weeden CE, Swanton C. Evolução clonal em tecidos saudáveis e pré-malignos: implicações para estratégias de interceção precoce do cancro. Cancer Prev Res 2023; 16:369-78.

Reiter A, George TI, Gotlib J. New developments in diagnosis, prognostication, and treatment of advanced systemic mastocytosis (Novos desenvolvimentos no diagnóstico, prognóstico e tratamento da mastocitose sistémica avançada). Blood. 2020;135(16):1365–1376.

Reynolds BA, Oli MW, Oli MK. Eco-oncologia: aplicação de princípios ecológicos para compreender e gerir o cancro. Ecol Evol 2020; 10:8538-53.

A Heydarian, BNF Azar, Acute Abdomen Referred Management in Emergency department, Eurasian Journal of Chemical, Medicinal and Petroleum Research, 2024, 3 (2), 411-423

AR Lotfi, A Dehghani, Pain Intensity and Mortality after Sinonasal Mucormycosis Surgery, Eurasian Journal of Chemical, Medicinal and Petroleum Research 3 (2), 454-459

F Janlio, Cuidados hospitalares na UCI, Eurasian Journal of Chemical, Medicinal and Petroleum Research, 2024, 3 (1), 460-473

M Rassam, A Dehghani, R Azhough, Minimally Invasive hook circulators in Pilonidal Sinus Surgery and Postoperative Pain Outcomes, Eurasian Journal of Chemical, Medicinal and Petroleum Research, 2024, 3 (2), 424-433

M Shojaei, A Systematic Review of the Effect and Safety of Alendronate on Bone Density in Patients with Chronic Kidney Disease, Eurasian Journal of Chemical, Medicinal and Petroleum Research, 2024, 3 (2), 434-442

M Shojaei, A Systematic Review of the Relationship Between Sex Hormones and Leptin and Insulin Resistance in Men, Eurasian Journal of Chemical, Medicinal and Petroleum Research, 2024, 3 (2), 443-453

P Maroufi, T Pourlak, Determinação dos níveis de plaquetas préoperatórias com a hemorragia durante a cirurgia de fratura da tíbia, Eurasian Journal of Chemical, Medicinal and Petroleum Research, 2024, 3 (2), 401-410

Roberts KG, Li Y, Payne-Turner D, et al. Targetable kinase-activating lesions in Ph-like acute lymphoblastic leukemia. N Engl J Med. 2014;371(11):1005–1015.

Rollig C, Kramer M, Schliemann C, et al. Does time from diagnosis to treatment affect the prognosis of patients with newly diagnosed acute myeloid leukemia? Blood. 2020;136(7):823-830.

Ruzinova MB, Lee YS, Duncavage EJ, Welch JS. A imunohistoquímica do TP53 correlaciona-se com o estado de mutação do TP53 e a depuração em doentes tratados com decitabina com tumores malignos mielóides. Haematologica. 2019;104(8):e345–e348.

S Nasrollazadeh, B Nazari, M Irajian, O papel do bloqueio dorsal para a alteração da amplitude de movimento da articulação PIP após artroplastia com placa volar, Eurasian Journal of Chemical, Medicinal and Petroleum Research, 2024, 3 (2), 390-400

Schmalbrock LK, Dolnik A, Cocciardi S, et al. Evolução clonal da leucemia mieloide aguda com mutação FLT3-ITD sob tratamento com midostaurina. Blood. 2021;137(22):3093–3104.

Shah S, Pardanani A, Elala YC, et al. Anomalias citogenéticas na mastocitose sistémica: Incidência específica da subcategoria da OMS e impacto prognóstico em 348 casos informativos. Am J Hematol. 2018;93(12):1461–1466.]

Shomali W, Damnernsawad A, Theparee T, et al. Uma nova mutação JAK1 activadora na leucemia eosinofílica crónica. Blood Adv. 2021;5(18):3581-3586

Short NJ, Zhou S, Fu C, et al. Association of measurable residual disease with survival outcomes in patients with acute myeloid leukemia: a systematic review and meta-analysis. JAMA Oncol. 2020;6(12):1890–1899.

Somarelli JA. As características do cancro como fenótipos ecologicamente orientados. Front Ecol Evol 2021; 9:661583.

Stanulla M, Dagdan E, Zaliova M, et al. IKZF1(plus) define um novo perfil de prognóstico muito mau dependente de doença residual mínima na leucemia linfoblástica aguda precursora de células B pediátrica. J Clin Oncol. 2018;36(12):1240–1249.

Tanaka T, Morita K, Loghavi S, et al. Clonal dynamics and clinical implications of postremission clonal hematopoiesis in acute myeloid leukemia. Blood. 2021;138(18):1733–1739.

Tarlock K, Lamble AJ, Wang Y-C, et al. As mutações CEBPA-bZip estão associadas a um prognóstico favorável na LMA de novo: um relatório do Children's Oncology Group. Blood. 2021;138(13):1137–1147.

Tashakori M, Kadia TM, Loghavi S, et al. O número de cópias e a expressão proteica do TP53 informam o estado da mutação em todas as categorias de risco na leucemia mieloide aguda. Blood. 2022;140(1):58-72.

Taube F, Georgi JA, Kramer M, et al. Mutações CEBPA em 4708 doentes com leucemia mieloide aguda: impacto diferencial das mutações bZIP e TAD no resultado. Blood. 2022;139(1):87-103.

Valent P, Akin C, Hartmann K, et al. Atualização dos critérios de diagnóstico e classificação das doenças dos mastócitos: uma proposta de consenso. Hemasphere. 2021;5(11):e646.

Walter W, Shahswar R, Stengel A, et al. Aplicação clínica da sequenciação do transcriptoma completo para a classificação de doentes com leucemia linfoblástica aguda. BMC Cancer. 2021;21(1):886.

Welch JS, Ley TJ, Link DC, et al. The origin and evolution of mutations in acute myeloid leukemia. Cell. 2012;150(2):264-278.

Wood B, Wu D, Crossley B, et al. A deteção de doença residual mensurável através de sequenciação de alto rendimento melhora a estratificação do risco para a LLA-B pediátrica. Blood. 2018;131(12):1350–1359.

Zhang J, McCastlain K, Yoshihara H, et al. Desregulação de DUX4 e ERG na leucemia linfoblástica aguda. Nat Genet. 2016;48(12):1481–1489.

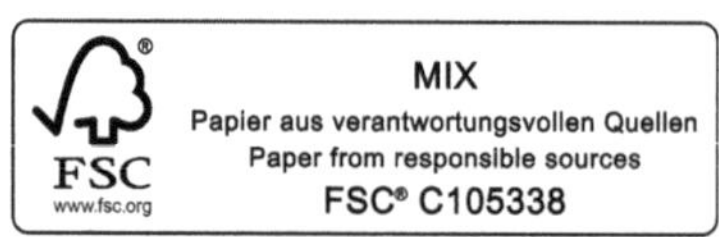

Printed by Books on Demand GmbH, Norderstedt / Germany